体育运动中的
人体骨骼与关节
彩色解剖图谱

[日] 竹内修二 主编
[日] 松村天裕 著
刘晓航 译

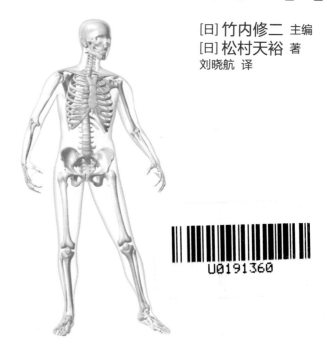

U0191360

人民邮电出版社
北京

前　言

　　人体每天都在做各种运动，比如走路、拿东西或敲键盘。人体运动系统由骨、关节和肌肉组成。参与运动的肌肉叫作骨骼肌，是运动的动力器官，关节是运动的枢纽，肌肉的舒缩和关节的屈伸共同支持人体的运动。

　　肌肉附着于骨，通过收缩和舒张运动，以关节为支点牵引骨改变位置，产生运动。骨骼肌可以自主收缩，是运动系统的主动部分，骨和关节不能自主活动，是运动系统的被动部分。

　　成人有约 200 块骨，通过有序连接形成骨架。骨与骨的连接处被称为关节。根据活动与否，关节被分为可动关节和不动关节。骨具有支撑和保护作用，关节则是肢体活动的关键。

　　人体表面由皮肤和毛发覆盖，骨位于人体内部，但在体表可以触摸到一些骨性标志，比如手肘、小腿前缘、外脚踝、后脑勺等。通过本书，读者可以了解这些结构都是什么骨，在什么位置，比如，手肘是尺骨的鹰嘴，小腿前缘是胫骨前缘，外脚踝是腓骨的外踝，后脑勺是枕骨的枕外隆凸。

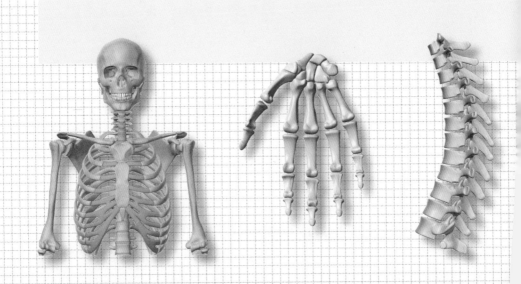

骨位于人体内部，无法直接观察它们，但通过图片能更好地了解骨的形态、结构和位置。本书的插图（CG 设计图）均通过计算机软件绘制，尽可能地还原骨的形态、结构，清晰明了。此外，本书还介绍了肌肉的附着点及其运动功能，比如，肱三头肌的止点鹰嘴的主要作用是伸肘；胫骨粗隆位于胫骨前缘上部，是股四头肌肌腱，即髌韧带的止点。

　　身体的各个系统和器官具有有机的联系，成为统一的整体，因此，学习骨学、关节学、肌学等解剖学知识时，不能简单地死记硬背，不仅要了解骨的形态、结构，还要了解其功能。

　　本书的插图校正和图解说明由松村天裕先生完成。松村天裕先生是一名针灸理疗专家，不仅从事临床工作，还有丰富的教学经验。本书将使相关专业的从业人员与学生受益匪浅。

常叶大学教授、医学博士
竹内修二

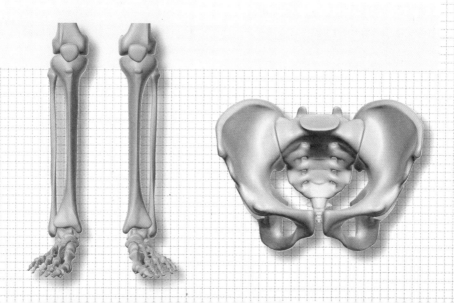

本书的使用方法

本书特点及使用对象

本书介绍了骨和重要关节的解剖学名称及功能特点，并使用计算机软件设计、绘制插图（除头部和关节外），还原骨的立体感，便于读者理解。

本书的使用对象包括医生、护士、针灸师、按摩师、康复理疗专家、放射治疗技师、生物医学工程师、急救员及相关专业学生。

骨是人体的构架基础，也是学习运动系统及相关器官、系统的基础，内容繁多。因此，衷心地希望本书能够对读者的学习、工作有所帮助。

骨的名称及英文

本书标注了骨的解剖学名称及其英文，以一页一图的形式形成了骨骼图谱，并标注了图解说明，便于读者同时学习骨的解剖结构和功能特点。此外，本书还附有骨、关节和韧带的中英文索引（➲P166）。

使用红色透明塑料板

本书附赠红色透明塑料板，可遮挡骨的名称，方便读者考试复习和临床学习等。利用本书，读者不仅可以学习每块骨的相关知识，还可以系统地学习骨学基础知识（第1章）和肌学、关节学知识［附录"肌肉的起止点及特征（按骨来分类、总结）"➲P132、"关节可动域的表示及测定"➲P152］。

使用本书时的注意事项

在不同的参考文献中，关于骨的形态和说明可能存在一定的差异，另外这方面也存在个体差异。所以，本书根据骨的一般形态特点进行图解。骨的图解和关节可动域测定的说明尽可能采用易于理解的表达方式，包括生活中的常用表达。

一些参考文献使用英文名称缩略语，比如将"～骨"写作"os～"、将"～肌"写作"M.～"等。但本着通俗易懂的原则，本书未使用缩略语。最后，衷心地希望读者们能够在本书的指导下学到更多的骨学知识，加深对骨的结构与功能的认识。

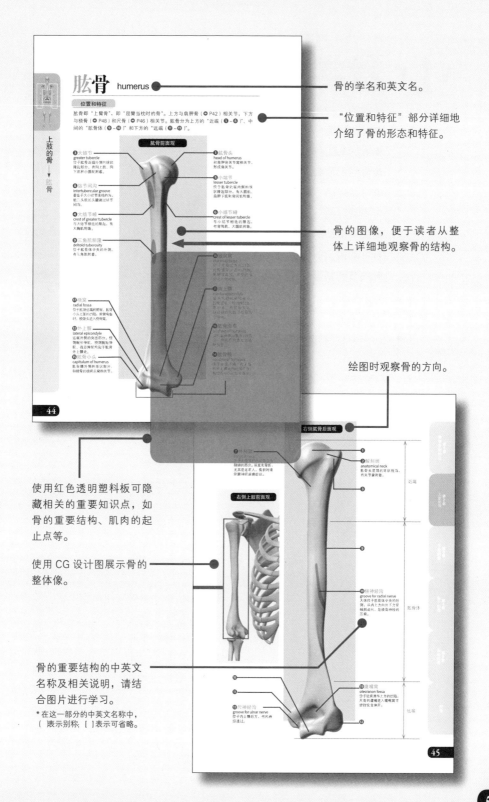

骨的学名和英文名。

"位置和特征"部分详细地介绍了骨的形态和特征。

骨的图像，便于读者从整体上详细地观察骨的结构。

绘图时观察骨的方向。

使用红色透明塑料板可隐藏相关的重要知识点，如骨的重要结构、肌肉的起止点等。

使用 CG 设计图展示骨的整体像。

骨的重要结构的中英文名称及相关说明，请结合图片进行学习。

* 在这一部分的中英文名称中，（ ）表示别称；[ ] 表示可省略。

第1章 骨学基础知识 ·················· 9~36

第2章 上肢的骨 ·················· 37~54

第5章 头部的骨 .... 95~130

附录 .... 131~181

Osteology

第1章

骨学基础知识

骨的作用和分类

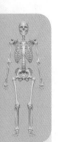

骨连接形成骨骼

成人有约 200 块骨（bone），骨通过有序的连接形成骨骼（skeleton），骨、软骨（cartilage）和韧带（ligament）共同组成骨骼系统（skeleton system）。

骨的作用

骨骼系统有五大作用。

（1）支撑作用：骨骼构成骨架，维持身体姿势。

（2）保护作用：
- **颅骨**（skull）有保护颅骨内的脑组织的作用；
- **脊柱**（vertebral column）有保护椎管内脊髓的作用；
- **胸廓**（thorax）有保护胸腔脏器的作用；
- **骨盆**（pelvis）有保护盆腔脏器的作用。

（3）运动作用：骨作为被动运动器官，与主动运动器官肌肉共同构成运动系统。

（4）储存作用：骨储存钙离子。

（5）造血作用：红骨髓具有造血功能。

骨的分类

根据形态，骨可分为 6 类。

（1）长骨（long bone）呈管状，不论大小，分一体两端，两端为骨骺，骨骺之间的部分为骨干。长骨分布于四肢，如肱骨（ P44）、股骨（ P66）和指骨（ P52）等。

（2）短骨（short bone）长宽相近，不分骨骺、骨干，如腕骨（ P50）、跗骨（ P72）等。

（3）扁骨（flat bone）形态扁平，呈板状，如胸骨（ P83）和部分颅骨。

（4）不规则骨（irregular bone）是形态不规则的骨，如肩胛骨（ P42）、椎骨（ P81）等。

（5）含气骨（pneumatic bone）内有腔洞，与外界相通，如颞骨（ P106）和构成副鼻窦的额骨（ P98）、上颌骨（ P110）、筛骨（ P104）、蝶骨（ P108）等。

（6）籽骨（sesamoid bone）是存在于特定肌腱和韧带的骨，如髌骨（ P76）等。

骨的分类

长骨

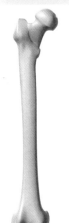

纵向较长，分为骨骺和骨干。上图为股骨。

短骨

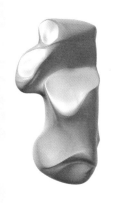

纵向较短，不分骨骺和骨干。上图为跗骨中的跟骨。

扁骨

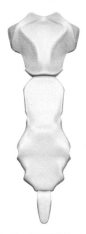

形态扁平的板状骨。上图为胸骨。

不规则骨

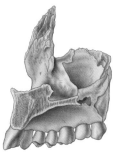

形态不规则。上图为椎骨。

含气骨

内部与外界相通，空气可进入。上图为上颌骨。

籽骨

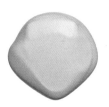

分布于特定肌腱和韧带。上图为髌骨。

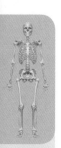

骨的构造

骨的结构

骨由骨膜、软骨质、骨质、骨髓四部分构成。骨的表面有一个或数个允许血管进出的通道，称为滋养孔，与骨髓腔相连。

骨膜

骨膜（periosteum）覆盖在骨表面，是富含感觉神经和血管的结缔组织包膜。骨膜在骨端向关节囊移动，并通过穿通纤维与骨结合在一起。

骨膜对骨有保护作用，且参与骨的发生和再生（骨折愈合）。

软骨

关节面是参与组成关节的骨的接触面。关节面被覆"关节软骨（透明软骨）"。

透明软骨存在于生长中的骨的骨干和骨骺之间，它和骨的生长密切相关。如果生长停止，就会骨化成骺线。

骨质

骨质分为表面的"骨密质（compact substance）"和内部的"骨松质（spongy substance）"。骨密质的结构请参照下页图。

长骨骨干由坚硬的骨密质构成，中央是可容纳骨髓的骨髓腔。骨骺表层覆有薄薄的骨密质，内部是骨松质。

扁平骨的骨密质分为内板和外板，内板、外板之间是骨松质，又称作板障。

短骨和不规则骨的骨密质较薄。骨密质由骨细胞和基质构成，坚固且耐压。基质由规则排列的胶原纤维和填充在胶原纤维之间的无机质（如磷酸钙等）组成。

骨髓

骨髓（bone marrow）存在于长骨的骨髓腔及其他骨的骨松质的骨小梁中，是一种具有造血功能的海绵状组织。

骨髓分为红骨髓和黄骨髓。

红骨髓（red bone marrow）具有造血功能。胎儿期的骨髓均为红骨髓。红骨髓也见于成人的胸骨（➡ P83）、椎骨（➡ P81）、颅骨（➡ P96）、肋骨（➡ P84）、髂骨（➡ P58）等。

黄骨髓（yellow bone marrow）：胎儿期的骨髓均为红骨髓，但随着生长发育，长骨内的红骨髓逐渐被脂肪组织替代，转化成黄骨髓。

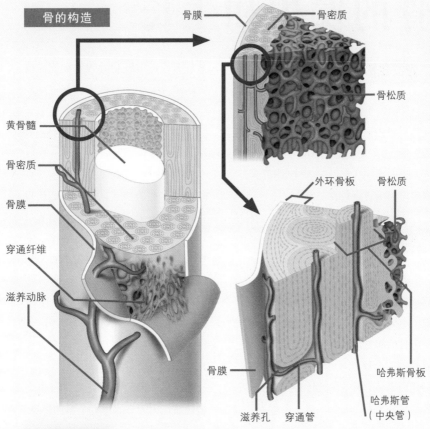

骨的构造

骨膜　　骨密质

黄骨髓

骨密质

骨膜

穿通纤维

滋养动脉

骨松质

外环骨板　　骨松质

骨膜

滋养孔　穿通管

哈弗斯骨板

哈弗斯管
（中央管）

骨密质的结构

　　骨密质由骨单位（osteon）组成，骨单位又由哈弗斯骨板（Haversian lamellae）和哈弗斯管（Haversian canal）构成。因此，骨单位也叫哈弗斯系统（Haversian system）。另外，与哈弗斯管大致垂直的穿通管（Volkmann's canal）也是骨密质结构之一。

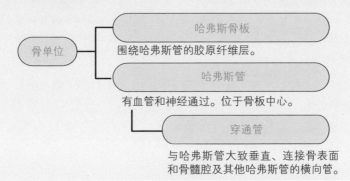

骨单位

哈弗斯骨板
围绕哈弗斯管的胶原纤维层。

哈弗斯管
有血管和神经通过。位于骨板中心。

穿通管
与哈弗斯管大致垂直、连接骨表面和骨髓腔及其他哈弗斯管的横向管。

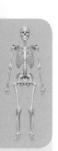

骨的发生和生长

骨发生的 2 种形式

骨的发生，即骨化（ossification），分为"膜内成骨"和"软骨内成骨"两种形式。

骨的纵向生长由透明软骨负责，横向增粗由骨膜负责。

膜内成骨

膜内成骨（intramembranous ossification）可形成板状颅骨（顶骨）和锁骨，也叫作结缔组织性骨或附加骨。产生骨的间充质细胞分化为成骨细胞，成骨细胞分泌基质和胶原纤维，基质钙化，形成坚硬的骨组织，同时，成骨细胞分化为骨细胞。

软骨内成骨

软骨内成骨（endochondral ossification）又叫作置换骨或软骨性骨，几乎全身的骨都是以这种形式发生的（➲ P15）。

间充质分化为透明软骨，形成骨的雏形，在骨干处形成初级骨化中心。在骨骺出现次级骨化中心，骨化点进行骨化形成骨。

在各个骨化点进行骨化的同时，在骨骺表面仍未骨化的软骨被称为关节软骨。关节软骨在青春期前，可持续增殖。

青枝骨折

孩童时期，在成长过程中身高不断增长，如上所述，由于骨端软骨和骨膜的作用，骨会不断加长增粗。

儿童活泼好动，容易受伤，常发生骨折，但儿童的骨折与成人的不同。儿童的骨折并非完全的骨折，而是不完全骨折，又称"青枝骨折（greenstick fracture）"。孩子的骨膜厚且富有弹性，发生骨折时，骨膜仍相连，像折而不断的青枝。

不过，即便是不完全骨折也会带来疼痛。因为骨膜中有丰富的神经。

📖 小贴士

"额头"指哪部分呢？

额头相当于额骨（➲ P98），是构成颅盖的骨之一。用手触摸发际线两侧，就能触摸到突出的骨性结构（额角）。额角是额骨的"骨化点"，是波纹状骨化形成的。

颅盖还包括顶骨（➲ P100）、枕骨（➲ P102）等，读者也可以尝试触摸其在体表的骨性标志。

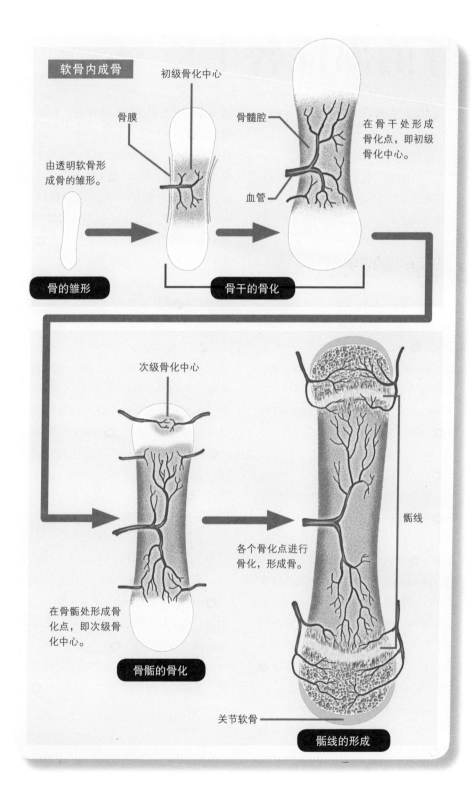

软骨内成骨

初级骨化中心

骨膜

由透明软骨形成骨的雏形。

骨髓腔

血管

在骨干处形成骨化点，即初级骨化中心。

骨的雏形

骨干的骨化

次级骨化中心

各个骨化点进行骨化，形成骨。

在骨骺处形成骨化点，即次级骨化中心。

骨骺的骨化

骺线

关节软骨

骺线的形成

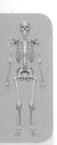

骨的部位名

骨学基础知识　骨的部位名

骨的部位表达

　　骨的部位名大多是由"部位"和"表示形状的名称"组合起来的。形状多是用尖（尖细）、棘、囊等容易记忆的词表示。

表示形状的汉字

　　下面列举一些骨的部位的常用表达。

头：表示骨端呈圆球状的部分。如肱骨头（➡P44）等。

颈：表示靠近骨端较细的部分。如肱骨外科颈（➡P45）等。

干体：表示骨的主体部分。如股骨体（➡P67）、胸骨体（➡P83）等。

底：表示较粗一侧的骨端。如掌骨底（➡P53）等。

尖：表示骨端较细的部分。如骶骨尖（➡P92）等。

腔：表示骨（器官）内部的空间。如鼻腔（➡P122）等。

窦：表示位于骨（器官）内部的较大凹陷。如额窦（➡P98）等。

盖：表示可以将空腔遮盖的盖状结构。如颅盖（➡P126）等。

口：表示空腔的入口。如胸廓上口（➡P82）、骨盆上口（➡P64）等。

孔、门：表示从表面贯穿至内部的孔道。如枕骨大孔（➡P102）、外耳门（➡P107）等。

窝：表示表面较浅的低洼部分。如髁间窝（➡P66）等。

囊：表示包裹空腔和器官的结构。如关节囊（➡P18）、滑液囊（➡P19）等。

鞘：表示包裹肌腱等组织的细长结构。如腱鞘等。

突：表示突出的部分。如茎突（➡P46）等。

切迹：表示形似被切开的部分。如滑车切迹（➡P47）等。

弓：表示弓形、拱形的结构。如牙槽弓（➡P111）等。

梁：表示弓形高高隆起的部分。如骨梁等。

嵴：表示在骨表面似山脊一样隆起的部分。如大结节嵴（➡P44）、髂嵴（➡P61）等。

冈：表示像刺一样突起的部分。如肩胛冈（➡P42）等。

髁：表示骨表面呈球状隆起的部分。如外上髁（➡P44）等。

结节：表示骨表面形似小包的隆起部分。如大结节（➡P44）、坐骨结节（➡P62）等。

粗隆：表示骨表面不均匀隆起的部分。如三角肌粗隆（➡P44）等。

沟：表示位于髁或嵴等隆起之间的沟槽，多有血管和神经通过。如踝沟（➡P69）等。

骨的部位名举例

以肱骨（○ P44）为例介绍骨的部位名。

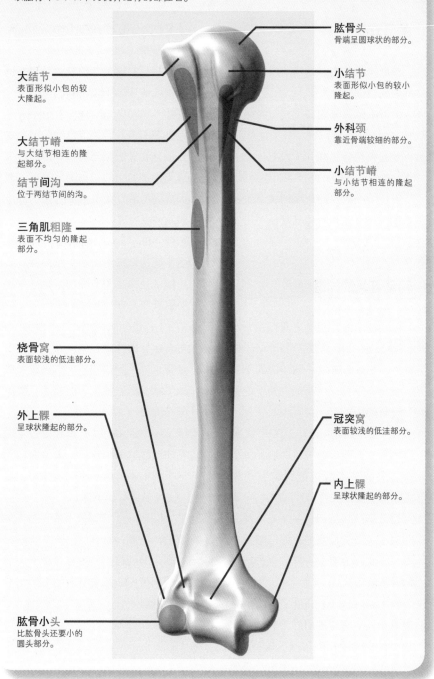

肱骨头
骨端呈圆球状的部分。

大结节
表面形似小包的较
大隆起。

小结节
表面形似小包的较小
隆起。

大结节嵴
与大结节相连的隆
起部分。

外科颈
靠近骨端较细的部分。

结节间沟
位于两结节间的沟。

小结节嵴
与小结节相连的隆起
部分。

三角肌粗隆
表面不均匀的隆起
部分。

桡骨窝
表面较浅的低洼部分。

外上髁
呈球状隆起的部分。

冠突窝
表面较浅的低洼部分。

内上髁
呈球状隆起的部分。

肱骨小头
比肱骨头还要小的
圆头部分。

可动连结

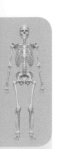
关节分类

一般来说，相邻的两块或多块骨之间的连结被称为关节。

关节大致可分为两类，一类是两块骨之间有一定间隙的"可动连结"，另一类是两块骨之间几乎没有间隙的"不动连结"（● P20）。

不过，一般我们所说的关节（狭义上的关节）是指可以活动的"可动连结"。

可动连结的构造

可动连结的骨与骨之间存在一定的间隙，也叫作滑膜关节（synovial joint）。可动连结的一般结构如下所述，请结合下页图所示的"关节的结构"进行确认。

关节头（articular head）：在构成关节的骨中，凸出的关节面叫作关节头。关节头表面被透明软骨所覆盖，非常光滑。

关节窝（articular socket）：关节窝是相对于关节头而言的，即凹陷的关节面。它与关节头一样，也被透明软骨所覆盖。

关节唇（articular labrum）：关节唇是附着于关节窝周围的纤维软骨，有加深关节窝的作用。

关节盘（articular disc）：关节盘是使关节的吻合性更好的纤维软骨板。

关节半月板（articular meniscus）：关节半月板是使关节的吻合性更好的环状或半月状纤维软骨。

关节囊（articular capsule）：关节囊是包裹在关节头、关节窝和关节盘的外围且和骨膜相连的结缔组织。关节囊内部的空间被称为关节腔，里面充满滑液。关节囊由外层的纤维膜和内层的滑膜组成。

纤维膜（fibrous membrane）：纤维膜由坚固的结缔组织和少量弹性纤维组成，是构成关节囊的基础。纤维膜附着在关节附近的骨膜上。

滑膜（synovial membrane）：滑膜是富含血管的光滑包膜。在关节腔内经常可以见到褶皱状（滑膜襞）或绒毛状（滑膜绒毛）的突起。滑膜分泌滑液。

滑液（synovial fluid）：滑液是包含透明质酸等的黏稠液体。关节腔内充满了滑液，滑液具有润滑作用，也为关节软骨提供营养。

韧带（ligament）：韧带一般存在于关节囊的外侧，具有加固关节、限制过度运动的作用。也有存在于关节内的韧带（如膝关节内的交叉韧带等囊内韧带）。

关节的结构

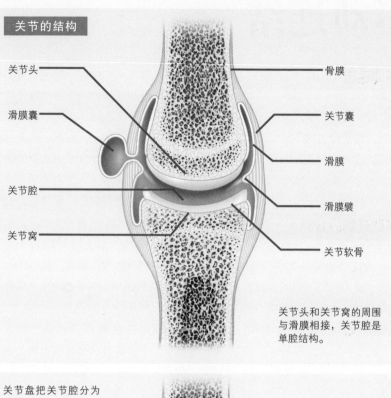

关节头

滑膜囊

关节腔

关节窝

骨膜

关节囊

滑膜

滑膜襞

关节软骨

关节头和关节窝的周围
与滑膜相接，关节腔是
单腔结构。

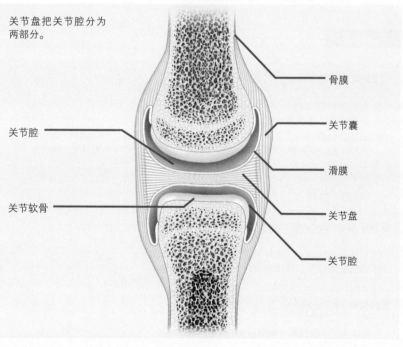

关节盘把关节腔分为
两部分。

关节腔

关节软骨

骨膜

关节囊

滑膜

关节盘

关节腔

不动连结

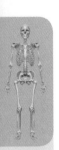
不动连结

　　骨与骨之间几乎没有间隙地连接在一起，两块骨之间不活动或稍可活动一点，这样的骨连结叫作"不动连结"。不动连结又可分为三种。

不动连结的分类

　　不动连结的第一种是"纤维连结"。"纤维连结"是指两块骨以结缔组织相连，中间没有间隙，基本上不能活动（ ➡ P21"纤维连结图"）。

　　纤维连结又分为三种：韧带结合（两块骨通过韧带或膜性纤维结缔组织连在一起）、缝结合（两块骨仅通过极少量的纤维组织连在一起）和嵌合（两块骨通过像钉子嵌入似的结构连在一起）。

　　不动连结的第二种是两块骨通过软骨连在一起的"软骨连结"，包括"纤维软骨结合（耻骨联合）"和"透明软骨结合（幼儿的蝶骨体和枕骨之间的连结）"（ ➡ P21"软骨连结图"）。

　　不动连结的第三种是"骨性结合"，多由软骨结合演变而来，两块骨之间仅含骨质（骶椎的愈合等）。

不动连结

纤维连结 fibrous joint

① 韧带结合 syndesmosis：两块骨通过韧带或膜性纤维结缔组织连在一起（锁骨间韧带、茎突舌骨韧带、前臂或小腿骨间膜等）。
② 缝结合 suture：主要位于颅盖和面骨间，两块骨仅通过极少量的纤维组织连在一起。如果缝骨化，缝结合就成为骨性结合。缝结合有锯状缝、鳞状缝、直线缝等。
③ 嵌合 gomphosis：两块骨通过像钉子嵌入似的结构连在一起，如齿根和齿槽之间的连结。

软骨连结 cartilaginous joint

① 纤维软骨结合：两块骨通过纤维软骨连在一起。
② 透明软骨结合：两块骨通过透明软骨连在一起。

骨性结合 synostosis

由软骨结合演变而来，如骶椎愈合等。

第2章
上肢的骨

第3章
下肢的骨

第4章
躯干的骨

第5章
头部的骨

附录

纤维连结图

冠状缝
➡ P126

矢状缝
➡ P126

人字缝
➡ P126

缝结合就是两块骨仅通过极少量的纤维组织连在一起。

前臂骨间膜

第一和第二磨牙

下颌骨

韧带结合就是两块骨通过韧带或膜性纤维结缔组织连在一起。

嵌合就像是钉子嵌入一样，见于齿根与齿槽的连结。

软骨连结图 软骨连结就是两块骨通过软骨连在一起。

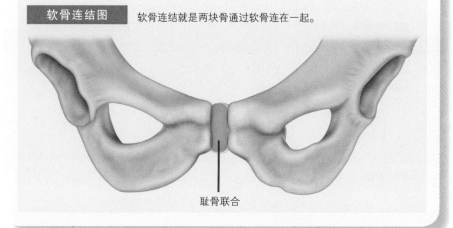

耻骨联合

21

关节运动的种类

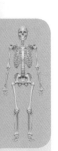
关节运动的测定方法和标准

关节运动复杂多样。在测定关节运动时，一般把解剖学的立位姿势（➲ P23 "姿势❷"）作为 0°，特殊情况除外。

临床采用关节可动域测量（range of motion test：ROM–T）的方法对关节运动进行测定（➲ P152 "关节可动域的表示及测定"）。

测定关节运动采用三个维度，规定三个面和轴，并且以这三个 "面" 和 "轴" 为标准来表示关节的运动。

面（plane）

把互相垂直且相交的三个基本面（➲ P23 "身体的基本面"）作为标准。

（1）矢状面（sagittal plane）或正中矢状面（midsagittal plane）：从前到后把身体平均分为左、右两部分的垂直面。

（2）额状面（frontal plane）：把身体平均分为前、后两部分的垂直面。

（3）水平面（horizontal plane）或横断面（transverse plane）：把身体平均分成上、下两部分，即和地面平行的面。

轴（axis）

人体的很多运动是以关节为支点的旋转运动。运动轴垂直于面。

（1）矢状 – 水平轴（sagittal–horizontal axis）：身体前后方向的轴。垂直于额状面。

（2）额状 – 水平轴（frontal–horizontal axis）：身体左右（横向）方向的轴。垂直于矢状面。

（3）垂直轴（vertical axis）：身体垂直方向（纵向）的轴。垂直于水平面。

运动的方向

以面和轴的相关性来表示关节运动的方向。

❶ 屈（flexion）和伸（extension）：表示关节沿额状轴进行的运动。

❷ 外展（abduction）和内收（adduction）：表示关节沿矢状轴进行的运动。

❸ 旋外（external rotation, outward rotation）和旋内（internal rotation, inward rotation）：表示关节沿垂直轴进行的运动。

❹ 其他：环转运动（circumduction）：骨像圆锥一样进行运动，多见于双轴或三轴关节。

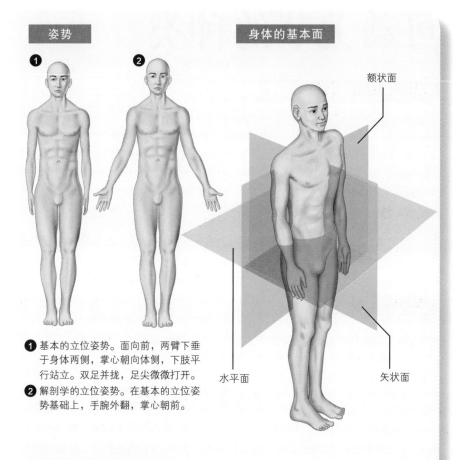

姿势

❶

❷

身体的基本面

额状面

水平面

矢状面

❶ 基本的立位姿势。面向前，两臂下垂于身体两侧，掌心朝向体侧，下肢平行站立。双足并拢，足尖微微打开。

❷ 解剖学的立位姿势。在基本的立位姿势基础上，手腕外翻，掌心朝前。

运动方向的实例

① 屈和伸是关节沿额状轴的运动。屈是相关关节两骨靠近、角度变小的运动。伸和屈相反，即相关关节两骨变远、角度变大的运动。

② 外展和内收是关节沿矢状轴的运动。外展是远离正中矢状轴的运动。内收与外展相反，是骨靠近正中矢状轴的运动。但肩关节若外展 90° 以上即是骨靠近正中矢状线的运动；手指外展以中指为基准，远离中指叫外展。

③ 旋外和旋内是关节沿垂直轴的运动。旋外是骨向后外侧旋转的运动，旋内和旋外相反，是骨向前内侧旋转的运动。

④ 环转运动是骨像圆锥一样进行运动（圆锥的顶点相当于关节，底部的圆周相当于骨的另一端），多见于双轴或三轴关节，例如肩关节、髋关节、掌指关节等。环转运动是融合了屈、伸、外展、内收的复合运动。

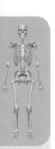

可动关节的种类

根据骨的数量分类

关节可依据"骨的数量""运动轴"和"形态"等进行分类。

根据"骨的数量"分类，由两块骨组成的关节叫作"单关节"，如肩关节（●P27）。由三块及三块以上的骨组成的关节叫作"复关节"，如肘关节。

根据运动轴分类

根据运动轴分类，关节可分为"单轴关节""双轴关节"和"多轴关节"三类。"单轴关节"是只能围绕一根轴进行活动的关节；"双轴关节"是能够围绕两根轴转动的关节；"多轴关节"是能够围绕三根及三根以上的轴进行运动的关节，可做多方向的运动。

根据形态分类

根据关节头和关节窝的形状，关节大致可分为以下6种。请结合"关节的分类"（●P25）进行理解。

（1）球窝关节（ball and socket joint）、杵臼关节（spheroid joint）：关节面呈半球状，可动范围较大的多轴关节，如肩关节、髋关节等。

（2）椭圆关节（ellipsoid joint）：关节头和关节窝呈椭球状，不能像球窝关节一样进行旋转运动的双轴关节，如桡腕关节等。其中，关节头不呈球面，关节窝较浅的椭圆关节叫作髁状关节（condyloid joint），如颞下颌关节、膝关节等。一般来说，髁状关节受到韧带等组织的限制，只能向一个或两个方向进行运动。

（3）鞍状关节（saddle joint）：关节头和关节窝呈鞍状的双轴关节。

（4）屈戌关节（hinge joint）：关节头和关节窝呈圆柱状，以圆柱轴为中心进行运动的单轴关节，如肱尺关节。屈戌关节的一种变体叫蜗状关节，其运动方向与骨的长轴不成直角，且运动轨迹呈螺旋形，属于单轴关节，如距骨滑车关节。

（5）车轴关节（pivot joint）：一关节面像车轴一样相对于另一关节面进行旋转运动的单轴关节，如桡尺近侧关节等。

（6）平面关节（plane joint）：关节面呈平面的关节，如椎间关节。另外，平面关节中有一种关节称作半关节，其关节面不是平面，具有一定弧度，和平面关节相比，运动范围较小，如骶髂关节等。

关节的分类

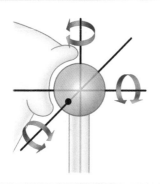

❶ 球窝关节、杵臼关节

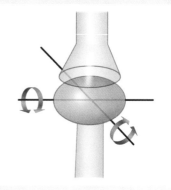

❷ 椭圆关节

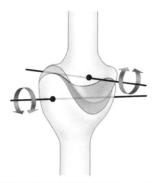

❸ 鞍状关节

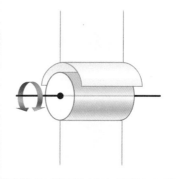

❹ 屈戌关节

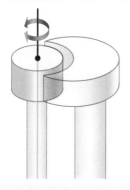

❺ 车轴关节

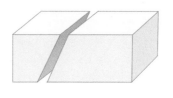

❻ 平面关节

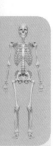
关节和韧带

胸锁关节

胸锁关节是由胸骨（➡ P83）的锁骨切迹和锁骨（➡ P40）的胸骨端形成的一种鞍状关节。胸锁关节被宽松的关节囊包裹，关节腔被关节盘分为两部分，因此胸锁关节可以像球窝关节那样进行较大幅度的运动。

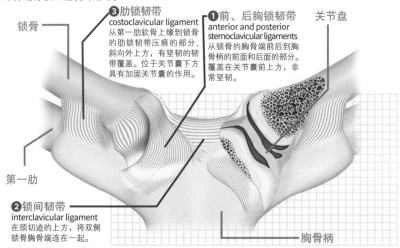

锁骨

❸肋锁韧带
costoclavicular ligament
从第一肋软骨上缘到锁骨的肋锁韧带压痕的部分，斜向外上方，有坚韧的韧带覆盖。位于关节囊下方具有加固关节囊的作用。

❶前、后胸锁韧带
anterior and posterior
sternoclavicular ligaments
从锁骨的胸骨端前后到胸骨柄的前面和后面的部分。覆盖在关节囊前上方，非常坚韧。

关节盘

第一肋

❷锁间韧带
interclavicular ligament
在颈切迹的上方，将双侧锁骨胸骨端连在一起。

胸骨柄

肩锁关节

肩锁关节是由肩胛骨（➡ P42）的锁骨关节面和锁骨（➡ P40）的肩峰关节面形成的一种半关节。多存在不完全关节盘。正常的肩锁关节位于锁骨关节面稍靠下、肩峰关节面稍靠上的部分。

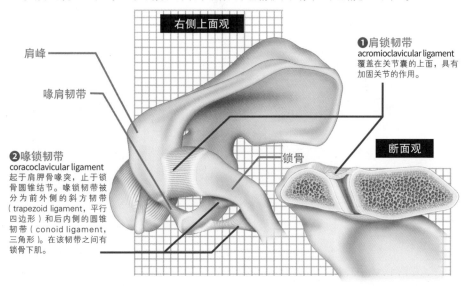

右侧上面观

肩峰

喙肩韧带

❶肩锁韧带
acromioclavicular ligament
覆盖在关节囊的上面，具有加固关节的作用。

❷喙锁韧带
coracoclavicular ligament
起于肩胛骨喙突，止于锁骨圆锥结节。喙锁韧带被分为前外侧的斜方韧带（trapezoid ligament，平行四边形）和后内侧的圆锥韧带（conoid ligament，三角形）。在该韧带之间有锁骨下肌。

锁骨

断面观

肩关节和肩胛骨固有韧带

肩关节和肩胛骨固有韧带是指由肩胛骨（ ➡️ P42 ）的关节窝和肱骨头（ ➡️ P44 ）组成的球窝关节。和肱骨头相比，肩胛骨关节窝小而浅，虽然周围有关节唇（ glenoid labrum ），但是仍不能完全包绕肱骨头，因此活动范围大，是一个容易脱臼的不稳定关节。

❶喙肩韧带
coracoacromial ligament
起于喙突后面，止于肩峰前端。在上方起到加固肩关节的作用，并且和肩关节囊一起共同防止肱骨过度上举。

❷喙肱韧带
coracohumeral ligament
位于肩关节的上部，起于喙突前端，止于肱骨大结节。

结节间沟

❸盂肱韧带
glenohumeral ligament
起于肩胛骨的关节唇外侧，止于肱骨解剖颈。

❹肩胛上横韧带
superior scapular transverse ligament
覆盖在肩胛切迹上的韧带。韧带上面有肩胛上动脉通过，下面有肩胛上神经通过。

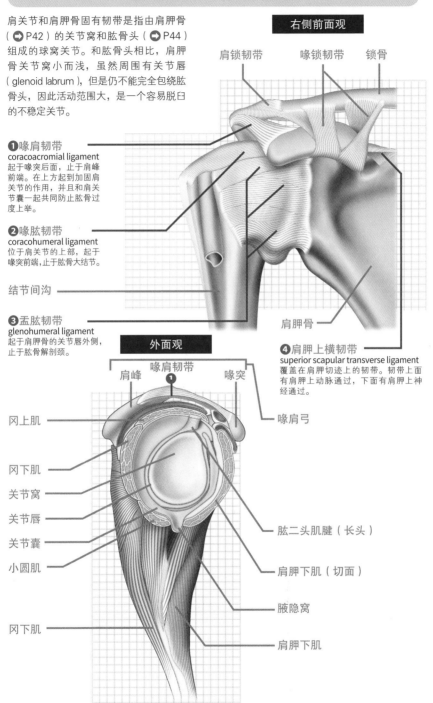

右侧前面观

肩锁韧带　　喙锁韧带　　锁骨

肩胛骨

外面观

肩峰　　喙肩韧带 ❶　　喙突

冈上肌
冈下肌
关节窝
关节唇
关节囊
小圆肌
冈下肌

喙肩弓
肱二头肌腱（长头）
肩胛下肌（切面）
腋隐窝
肩胛下肌

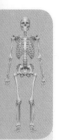

肘关节

肘关节是由肱尺关节、肱桡关节和桡尺近侧关节三个关节共同包裹在一个关节囊内组成的复关节。通过尺侧副韧带、桡侧副韧带、桡骨环状韧带以及方形韧带四种韧带对关节囊起到加固的作用。

❸桡骨环状韧带
annular ligament of radius
以环形围绕桡骨头的韧带，两端附着于尺骨桡切迹的前后缘。

❷桡侧副韧带
radial collateral ligament
起于肱骨外上髁，止于桡骨环状韧带、桡骨切迹后缘。

❶尺侧副韧带
ulnal collateral ligament
起于肱骨内上髁下部，止于尺骨冠状突和鹰嘴内侧，呈扇形分布。

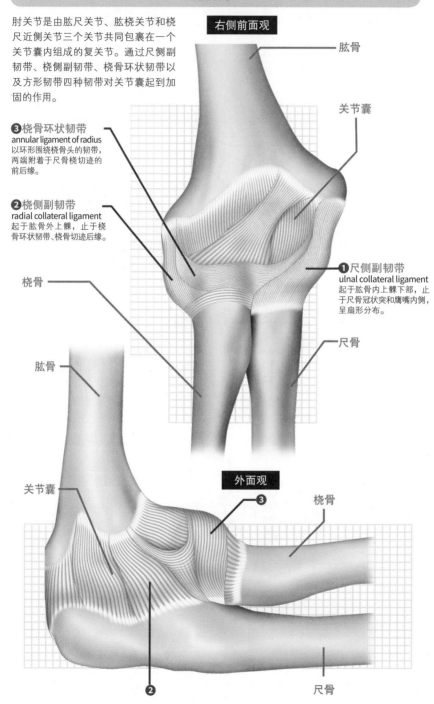

右侧前面观

肱骨

关节囊

尺骨

桡骨

肱骨

外面观

❸

桡骨

关节囊

❷

尺骨

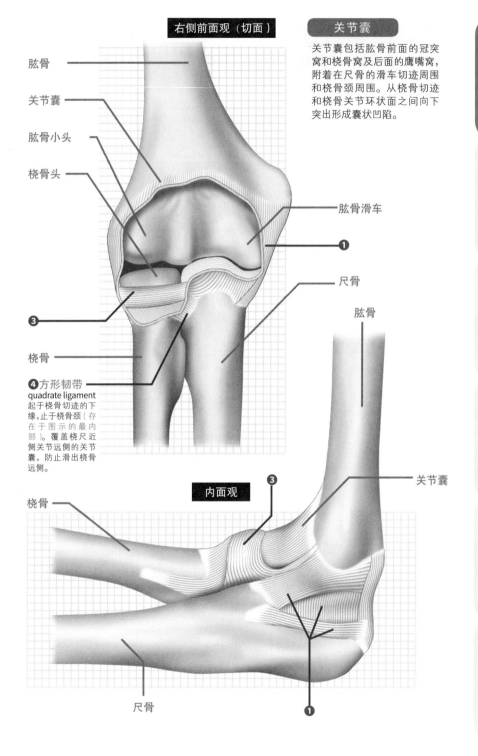

右侧前面观（切面）

肱骨

关节囊

肱骨小头

桡骨头

❸

桡骨

❹方形韧带
quadrate ligament
起于桡骨切迹的下缘，止于桡骨颈（存在于图示的最内部）。覆盖桡尺近侧关节远侧的关节囊，防止滑出桡骨远侧。

关节囊

关节囊包括肱骨前面的冠突窝和桡骨窝及后面的鹰嘴窝，附着在尺骨的滑车切迹周围和桡骨颈周围。从桡骨切迹和桡骨关节环状面之间向下突出形成囊状凹陷。

肱骨滑车

❶

尺骨

肱骨

关节囊

内面观

❸

桡骨

尺骨

❶

第2章
上肢的骨

第3章
下肢的骨

第4章
躯干的骨

第5章
头部的骨

附录

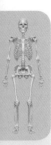
手关节

手关节中的腕关节是指由桡骨（➡ P48）关节和腕骨（➡ P50）关节组成的桡腕关节，尺骨（➡ P46）不参与此关节的组成。而且，在手腕的运动中，桡腕关节和腕中关节（远侧列腕骨和近侧列腕骨之间的关节）联合运动，增加活动范围。

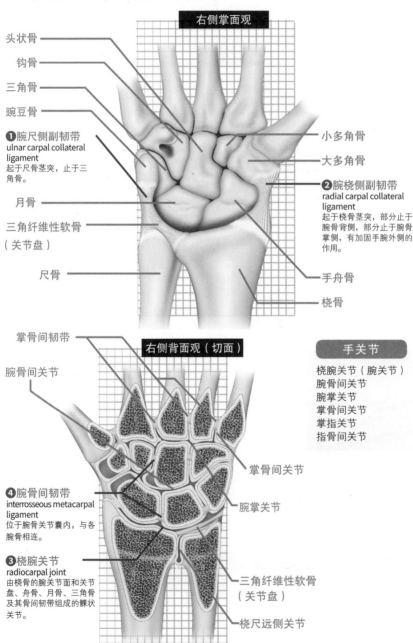

右侧掌面观

头状骨
钩骨
三角骨
豌豆骨
❶腕尺侧副韧带
ulnar carpal collateral ligament
起于尺骨茎突，止于三角骨。
月骨
三角纤维性软骨
（关节盘）
尺骨

小多角骨
大多角骨
❷腕桡侧副韧带
radial carpal collateral ligament
起于桡骨茎突，部分止于腕骨背侧，部分止于腕骨掌侧，有加固手腕外侧的作用。
手舟骨
桡骨

右侧背面观（切面）

掌骨间韧带
腕骨间关节
❹腕骨间韧带
interrosseous metacarpal ligament
位于腕骨关节囊内，与各腕骨相连。
❸桡腕关节
radiocarpal joint
由桡骨的腕关节面和关节盘、舟骨、月骨、三角骨及其骨间韧带组成的髁状关节。

掌骨间关节
腕掌关节
三角纤维性软骨
（关节盘）
桡尺远侧关节

手关节

桡腕关节（腕关节）
腕骨间关节
腕掌关节
掌骨间关节
掌指关节
指骨间关节

髋关节

髋关节是由髋骨（➡ P58）的髋臼和股骨（➡ P66）的股骨头共同构成的球窝关节。虽然属于多轴关节，但稳定性强，对身体有重要的支撑作用。

骶髂关节

骶髂关节是由骶骨（➡ P92）与髂骨（➡ P60）的耳状关节面相接而构成的半关节。关节面上覆盖着纤维软骨。关节囊分布在骶骨和髂骨的关节旁沟之间，关节腔狭窄。随着年龄的增长，髂骨关节存在纤维化，进而骨化的情况。

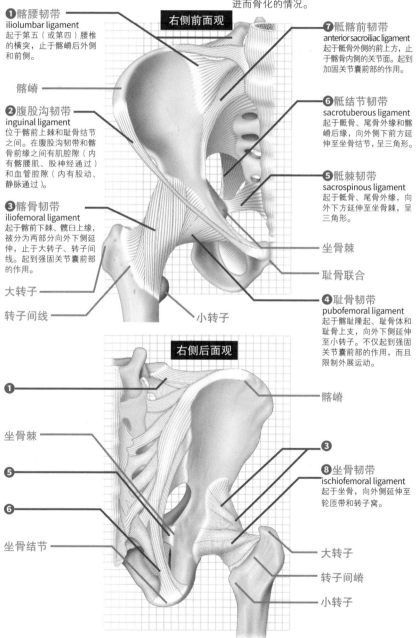

右侧前面观

❶髂腰韧带
iliolumbar ligament
起于第五（或第四）腰椎的横突，止于髂嵴后外侧和前侧。

髂嵴

❷腹股沟韧带
inguinal ligament
位于髂前上棘和耻骨结节之间。在腹股沟韧带和髂骨前缘之间有肌腔隙（内有髂腰肌、股神经通过）和血管腔隙（内有股动、静脉通过）。

❸髂骨韧带
iliofemoral ligament
起于髂前下棘、髋臼上缘，被分为两部分向外下侧延伸，止于大转子、转子间线。起到强固关节囊前部的作用。

大转子

转子间线

小转子

❼骶髂前韧带
anterior sacroiliac ligament
起于骶骨外侧的前上方，止于髂骨内侧的关节面。起到加固关节囊前部的作用。

❻骶结节韧带
sacrotuberous ligament
起于骶骨、尾骨外缘和髂嵴后缘，向外侧向前方延伸至坐骨结节，呈三角形。

❺骶棘韧带
sacrospinous ligament
起于骶骨、尾骨外缘，向外下方延伸至坐骨棘，呈三角形。

坐骨棘

耻骨联合

❹耻骨韧带
pubofemoral ligament
起于髂耻隆起、耻骨体和耻骨上支，向外下侧延伸至小转子。不仅起到强固关节囊前部的作用，而且限制外展运动。

右侧后面观

❶

坐骨棘

❺

❻

坐骨结节

髂嵴

❸

❽坐骨韧带
ischiofemoral ligament
起于坐骨，向外侧延伸至轮匝带和转子窝。

大转子

转子间嵴

小转子

膝关节

膝关节是由股骨（➡P66）、髌骨（➡P76）和胫骨（➡P68）构成的髁状关节。膝关节是人体最大的滑膜关节。关节面由股骨下端（内髁、外髁）和胫骨（内髁、外髁）组成。

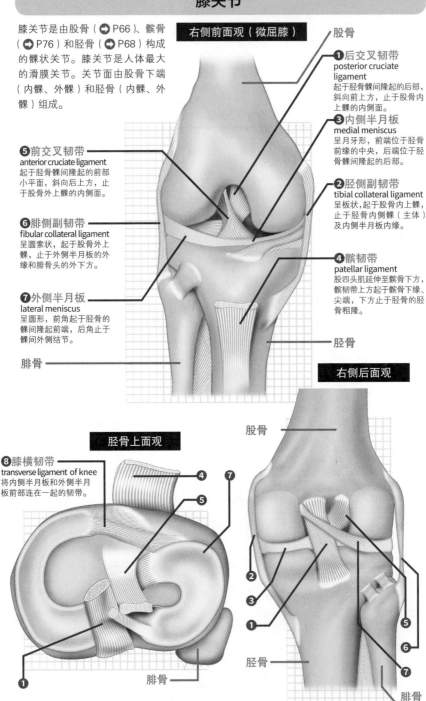

右侧前面观（微屈膝）

股骨

❶后交叉韧带
posterior cruciate ligament
起于胫骨髁间隆起的后部，斜向前上方，止于股骨内上髁的内侧面。

❸内侧半月板
medial meniscus
呈月牙形，前端位于胫骨前缘的中央，后端位于胫骨髁间隆起的后部。

❷胫侧副韧带
tibial collateral ligament
呈板状，起于股骨内上髁，止于胫骨内侧髁（主体）及内侧半月板内缘。

❹髌韧带
patellar ligament
股四头肌延伸至髌骨下方，髌韧带上方起于髌骨下缘、尖端，下方止于胫骨的胫骨粗隆。

胫骨

❺前交叉韧带
anterior cruciate ligament
起于胫骨髁间隆起的前部小平面，斜向后上方，止于股骨外上髁的内侧面。

❻腓侧副韧带
fibular collateral ligament
呈圆索状，起于股骨外上髁，止于外侧半月板的外缘和腓骨头的外下方。

❼外侧半月板
lateral meniscus
呈圆形，前角起于胫骨的髁间隆起前端，后角止于髁间外侧结节。

腓骨

胫骨上面观

❽膝横韧带
transverse ligament of knee
将内侧半月板和外侧半月板前部连在一起的韧带。

右侧后面观

股骨

胫骨

腓骨

足关节

足关节中的距小腿关节属于滑膜关节，由小腿的胫骨（➡ P68）、腓骨（➡ P70）和足部的距骨构成。距小腿关节可使足部做背屈、跖屈运动。

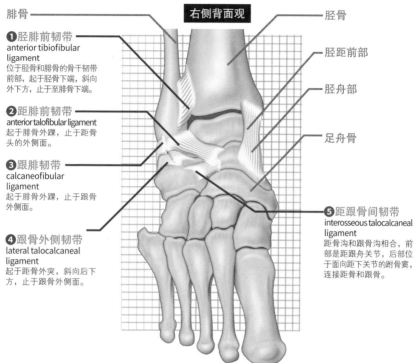

腓骨

右侧背面观

胫骨

❶胫腓前韧带
anterior tibiofibular ligament
位于胫骨和腓骨的骨干韧带前部，起于胫骨下端，斜向外下方，止于至腓骨下端。

胫距前部

胫舟部

❷距腓前韧带
anterior talofibular ligament
起于腓骨外踝，止于距骨头的外侧面。

足舟骨

❸跟腓韧带
calcaneofibular ligament
起于腓骨外踝，止于跟骨外侧面。

❺距跟骨间韧带
interosseous talocalcaneal ligament
距骨沟和跟骨沟相合，前部是距跟舟关节，后部位于面向下关节的跗骨窦，连接距骨和跟骨。

❹跟骨外侧韧带
lateral talocalcaneal ligament
起于距骨外突，斜向后下方，止于跟骨外侧面。

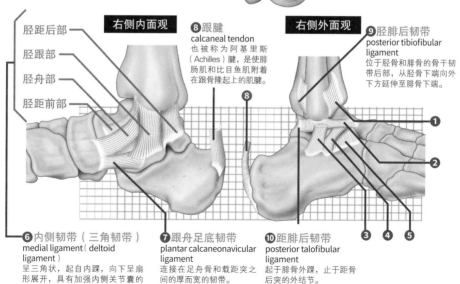

胫距后部
胫跟部
胫舟部
胫距前部

右侧内面观

❽跟腱
calcaneal tendon
也被称为阿基里斯（Achilles）腱，是使腓肠肌和比目鱼肌附着在跟骨隆起上的肌腱。

右侧外面观

❾胫腓后韧带
posterior tibiofibular ligament
位于胫骨和腓骨的骨干韧带后部，从胫骨下端向外下方延伸至腓骨下端。

❶
❷

❸ ❹ ❺

❻内侧韧带（三角韧带）
medial ligament（deltoid ligament）
呈三角状，起自内踝，向下呈扇形展开，具有加强内侧关节囊的作用。

❼跟舟足底韧带
plantar calcaneonavicular ligament
连接在足舟骨和载距突之间的厚而宽的韧带。

❿距腓后韧带
posterior talofibular ligament
起于腓骨外踝，止于距骨后突的外结节。

寰枕和寰枢关节

寰枕及寰枢关节是由寰椎（➡ P88）的上关节凹和枕骨（➡ P102）的枕髁构成的髁状关节，其形状宛若用手掌从下托起的球。

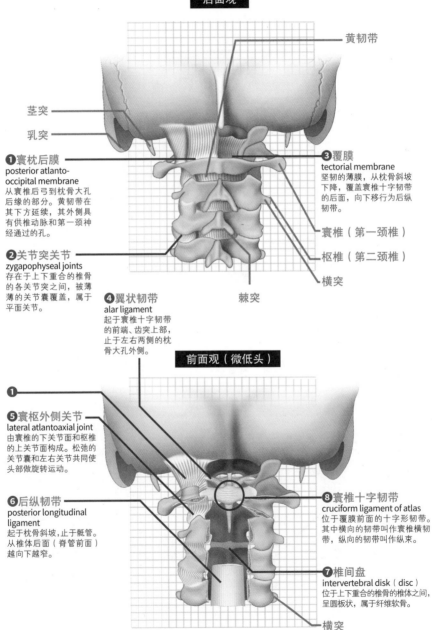

后面观

黄韧带

茎突

乳突

❶寰枕后膜
posterior atlanto-occipital membrane
从寰椎后弓引至枕骨大孔后缘的部分。黄韧带在其下方延续，其外侧具有供椎动脉和第一颈神经通过的孔。

❷关节突关节
zygapophyseal joints
存在于上下重合的椎骨的各关节突之间，被薄薄的关节囊覆盖，属于平面关节。

❸覆膜
tectorial membrane
坚韧的薄膜，从枕骨斜坡下降，覆盖寰椎十字韧带的后面，向下移行为后纵韧带。

寰椎（第一颈椎）

枢椎（第二颈椎）

横突

棘突

❹翼状韧带
alar ligament
起于寰椎十字韧带的前端、齿突上部，止于左右两侧的枕骨大孔外侧。

前面观（微低头）

❶

❺寰枢外侧关节
lateral atlantoaxial joint
由寰椎的下关节面和枢椎的上关节面构成。松弛的关节囊和左右关节共同使头部做旋转运动。

❻后纵韧带
posterior longitudinal ligament
起于枕骨斜坡，止于骶管。从椎体后面（脊管前面）越向下越窄。

❽寰椎十字韧带
cruciform ligament of atlas
位于覆膜前面的十字形韧带。其中横向的韧带叫作寰椎横韧带，纵向的韧带叫作纵束。

❼椎间盘（disc）
intervertebral disk（disc）
位于上下重合的椎骨的椎体之间，呈圆板状，属于纤维软骨。

横突

骨学基础知识　关节和韧带

34

脊柱的连结

脊柱一般是由前方的椎体和后方的一对椎间关节相连而成。脊柱的韧带是使上下相连的椎体保持稳定的结缔组织，大致分为两种，即使相邻单个椎体保持稳定的韧带（❺～❼）和通过整个脊柱使椎体整体保持稳定的韧带（❸、❹、❽）。此外，椎体之间存在椎间盘。

左侧外面观

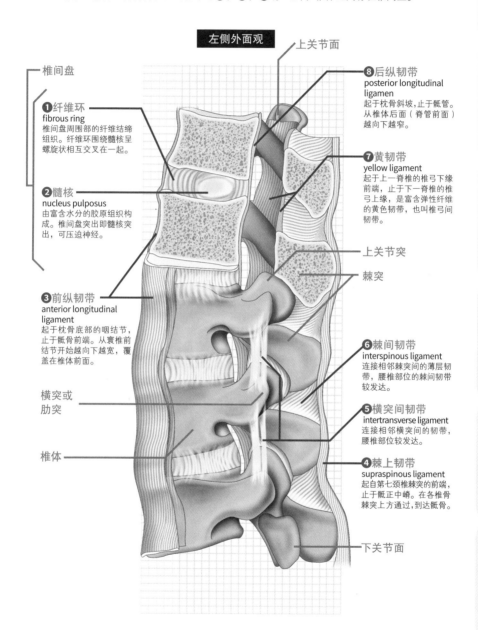

上关节面

椎间盘

❶纤维环
fibrous ring
椎间盘周围部的纤维结缔组织。纤维环围绕髓核呈螺旋状相互交叉在一起。

❷髓核
nucleus pulposus
由富含水分的胶原组织构成。椎间盘突出即髓核突出，可压迫神经。

❸前纵韧带
anterior longitudinal ligament
起于枕骨底部的咽结节，止于骶椎前端。从寰椎前结节开始越向下越宽，覆盖在椎体前面。

横突或肋突

椎体

❽后纵韧带
posterior longitudinal ligamen
起于枕骨斜坡，止于骶管。从椎体后面（脊管前面）越向下越窄。

❼黄韧带
yellow ligament
起于上一脊椎的椎弓下缘前端，止于下一脊椎的椎弓上缘，是富含弹性纤维的黄色韧带，也叫椎弓间韧带。

上关节突

棘突

❻棘间韧带
interspinous ligament
连接相邻棘突的薄层韧带，腰椎部位的棘间韧带较发达。

❺横突间韧带
intertransverse ligament
连接相邻横突间的韧带，腰椎部位较发达。

❹棘上韧带
supraspinous ligament
起自第七颈椎棘突的前端，止于骶正中嵴。在各椎骨棘突上方通过，到达骶骨。

下关节面

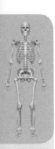

颞下颌关节

颞下颌关节是外耳前部、伴随嘴巴的运动（咀嚼运动）而运动的部分。它是由下颌骨髁突的下颌头和颞骨下颌窝组成的髁状关节，内含关节盘将关节腔分为上、下两个腔。张大嘴巴"大笑"指的就是这个关节。

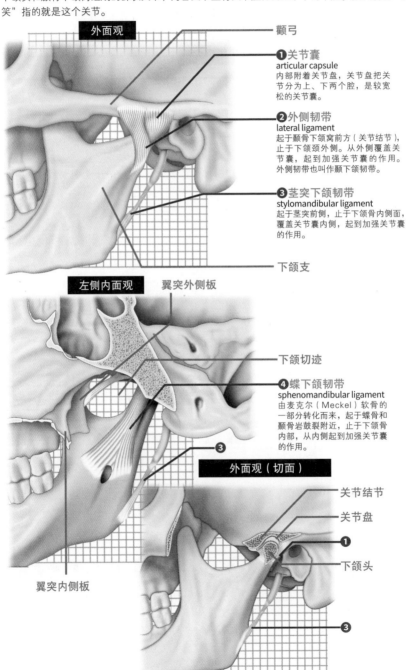

外面观

颧弓

❶关节囊
articular capsule
内部附着关节盘，关节盘把关节分为上、下两个腔，是较宽松的关节囊。

❷外侧韧带
lateral ligament
起于颞骨下颌窝前方（关节结节），止于下颌颈外侧。从外侧覆盖关节囊，起到加强关节囊的作用。外侧韧带也叫作颞下颌韧带。

❸茎突下颌韧带
stylomandibular ligament
起于茎突前侧，止于下颌骨内侧面，覆盖关节囊内侧，起到加强关节囊的作用。

下颌支

左侧内面观　翼突外侧板

下颌切迹

❹蝶下颌韧带
sphenomandibular ligament
由麦克尔（Meckel）软骨的一部分转化而来，起于蝶骨和颞骨岩鼓裂附近，止于下颌骨内部，从内侧起到加强关节囊的作用。

外面观（切面）

翼突内侧板

关节结节

关节盘

下颌头

Upper limb

第 2 章

上肢的骨

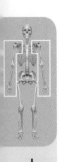

上肢的骨和关节

上肢的骨分为连接躯干和手臂的"上肢带骨"和肩关节以下的"自由上肢骨"两部分（➡P39）。左右两侧各有骨8种，32块。

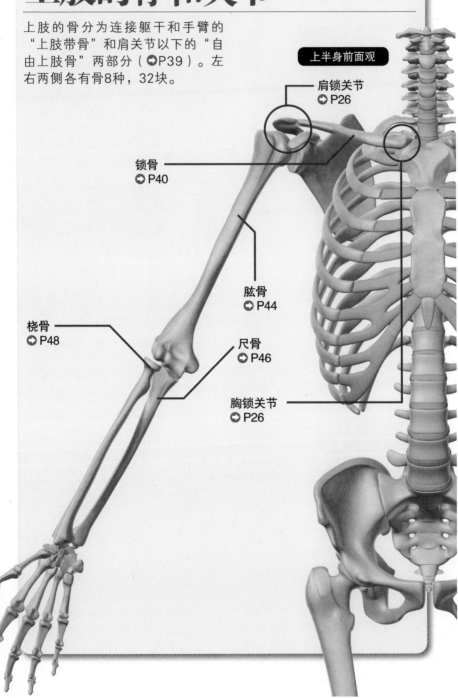

上半身前面观

肩锁关节 ➡P26

锁骨 ➡P40

肱骨 ➡P44

桡骨 ➡P48

尺骨 ➡P46

胸锁关节 ➡P26

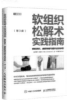
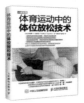

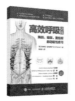
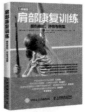
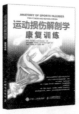
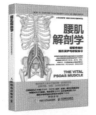
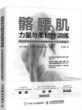
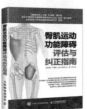
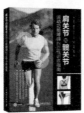
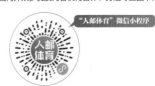

人邮体育 — 康复评估图书

· 解剖学 ·

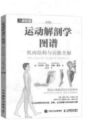 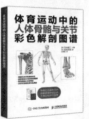 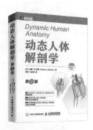

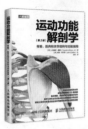 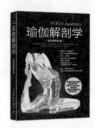

· 运动康复 ·

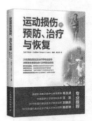 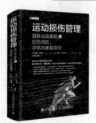 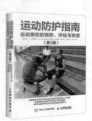 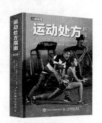

· 测量与评估 ·

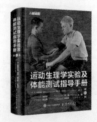 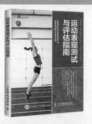 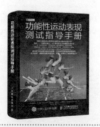

上肢带骨的种类和数量

- 锁骨：1块
- 肩胛骨：1块

自由上肢骨的种类和数量

- 肱骨：1块
- 桡骨：1块
- 尺骨：1块
- 腕骨：8块
- 掌骨：5块
- 指骨：14块

上半身后面观

上肢关节

胸锁关节、肩锁关节、肩关节、肘关节、腕关节及其他关节。

肩关节
➡ P27

肱骨
➡ P44

肩胛骨
➡ P42

肘关节
➡ P28

桡骨
➡ P48

尺骨
➡ P46

手关节
➡ P30

腕骨
➡ P50

掌骨
➡ P52

指骨
➡ P52

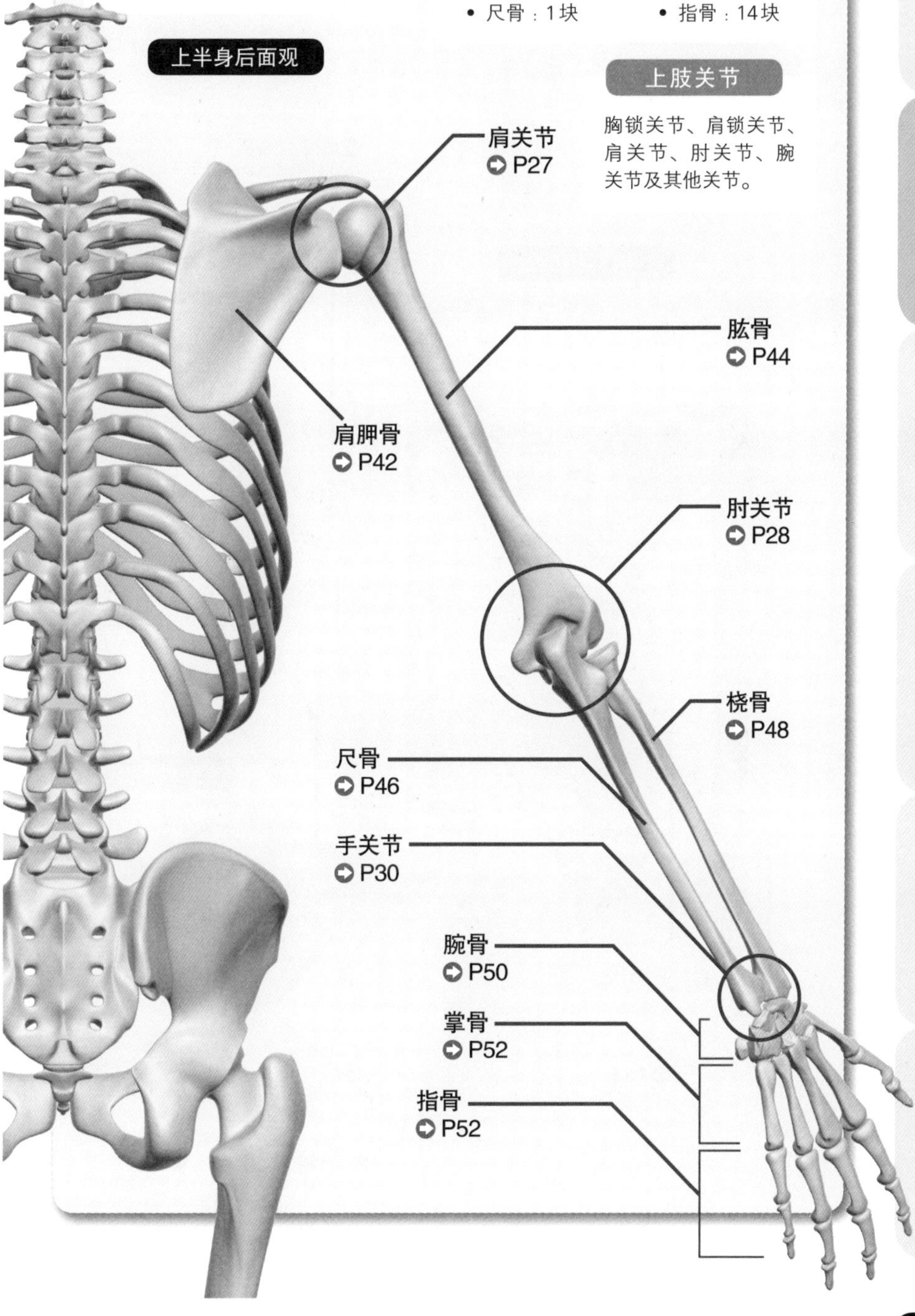

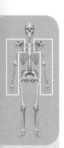
锁骨 clavicle

位置和特征

锁骨是位于胸廓上口（● P82）前方、大致呈水平方向的细长骨。外侧1/3宽而扁平，内侧2/3向前方弯曲，略呈"S"形曲线。而且，锁骨位于皮下，容易被触摸到，外侧1/3容易骨折。

❶**肩峰关节面**
acromial articular surface
与肩胛骨的肩峰相关节。

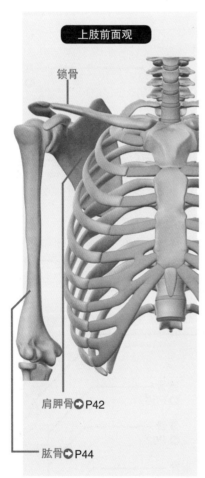

上肢前面观

锁骨

肩胛骨● P42

肱骨● P44

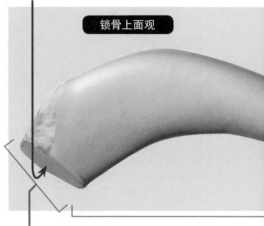

锁骨上面观

肩峰端（外侧端）

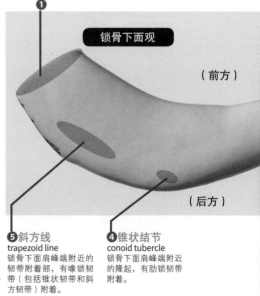

❶

锁骨下面观

（前方）

（后方）

❺**斜方线**
trapezoid line
锁骨下面肩峰端附近的韧带附着部，有喙锁韧带（包括锥状韧带和斜方韧带）附着。

❹**锥状结节**
conoid tubercle
锁骨下面肩峰端附近的隆起，有肋锁韧带附着。

肋锁综合征

锁骨属于上肢带骨，位于胸廓上口附近，血管（锁骨下动脉和静脉）和神经（臂丛）通过锁骨和第一肋之间，前方的锁骨有保护该血管和神经的作用。但由于锁骨和第一肋之间的空间狭窄，血管和神经容易受压导致上肢麻木、疼痛、乏力等症状，即肋锁综合征。

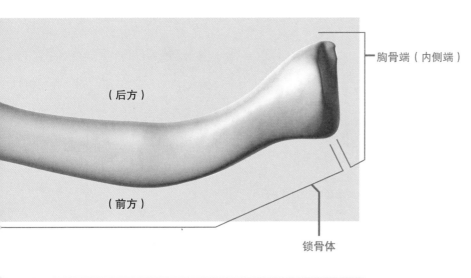

胸骨端（内侧端）

（后方）

（前方）

锁骨体

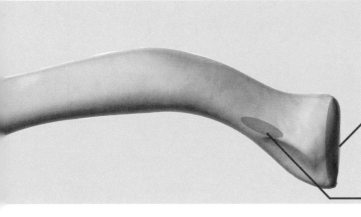

❷胸骨关节面
sternal articular surface
和胸骨柄的锁骨切迹相关节。胸锁乳突肌的锁骨头起自胸骨关节面的上部。

❸肋锁韧带压迹
impression for costoclavi-cular ligament
锁骨下面胸骨端附近的粗隆。

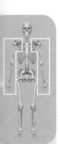

肩胛骨 scapula

位置和特征

肩胛骨也叫"胛骨"，是倒三角形扁骨。位于胸廓的后面，第二至第七或第八肋（● P84）之间。和锁骨（● P40）相关节构成肩锁关节（● P26），和肱骨（● P44）相关节构成肩关节（● P27）。

右侧肩胛骨背面观

⑰喙突
coracoid process
起于关节窝的上前方，是向前方突出的状状突起。喙突是喙肱肌、肱二头肌短头的起点，小胸肌的附着部。

④肩峰
acromion
肩胛冈外侧端的扁平突起，三角肌的起点，斜方肌的附着部。与关节窝相比更加向外突出，形似从后上方覆盖着肩关节。

⑨上缘
superior border
从上方向外下方倾斜形成的部分。

⑪上角
superior angle
由内侧缘和上缘形成的内侧上角，有肩胛提肌附着。

②冈上窝
supraspinous fossa
肩胛冈上方的较小凹陷，冈上肌的起点。

⑧内侧缘
medial border
对向脊柱（椎骨）的脊柱缘，是菱形肌和前锯肌的止点。

③冈下窝
infraspinous fossa
肩胛冈下方的较大凹陷，冈下肌的起点。

⑤肩峰角
acrominal angle
特别指位于肩峰外侧端、皮下可触及的部分，是计量上肢长度以及判定肩关节脱日的标准。

⑯肩胛颈
neck of scapula
位于关节窝的基底部较细的部分。

①肩胛冈
spine of scapula
位于肩胛骨上 1/3 的横向突起，越向外侧突起越高。因位于皮下，所以容易触摸到。肩胛冈上方是冈上窝，下方是冈下窝。内侧缘相当于第三胸椎棘突的高度。肩胛冈是三角肌的起点，斜方肌的止点。

⑮盂下结节
infraglenoid tubercle
关节窝下方的隆起，是肱三头肌长头的起点。

⑫下角
inferior angle
位于肩胛骨的最下端，相当于第七胸椎棘突的高度。

肩胛骨的边界

后面（背侧面）……①～⑤
前面（肋骨面）……⑥
外侧缘……⑦　内侧缘……⑧
上缘……⑨⑩　上角……⑪　下角……⑫
外侧角（明显肥厚的外侧上方角）…⑬～⑰

⑦外侧缘
lateral border
对向腋窝的腋缘，是小圆肌、大圆肌的起点。

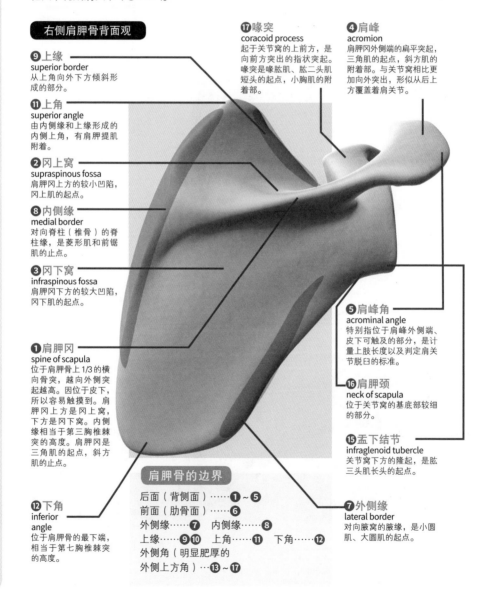

第1章
骨学基础知识

第2章
上肢的骨

第3章
下肢的骨

第4章
躯干的骨

第5章
头部的骨

附录

右侧肩胛骨肋骨面观

⑩肩胛切迹
scapular notch
喙突内侧的切口，有肩胛上神经、动脉通过。

⑬关节窝
glenoid cavity
呈梨形的较浅凹陷，和肱骨相关节。

⑥肩胛下窝
subscapular fossa
肋骨面的微微凹陷，是肩胛下肌的起点。

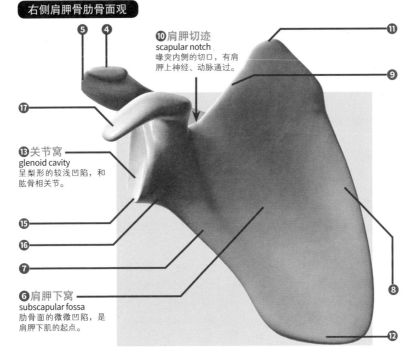

右侧肩胛骨外面观

⑭盂上结节
supraglenoid tubercle
关节窝上方的隆起，是肱二头肌长头的起点。

右侧肩胛骨上面观

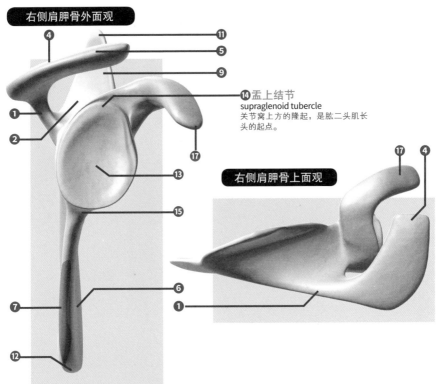

肱骨 humerus

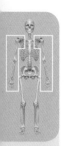

位置和特征

肱骨即"上臂骨"，即"屈臂当枕时的骨"。上方与肩胛骨（● P42）相关节，下方与桡骨（● P48）和尺骨（● P46）相关节。肱骨分为上方的"近端（❶~❽）"、中间的"肱骨体（❾~❿）"和下方的"远端（⓫~⓳）"。

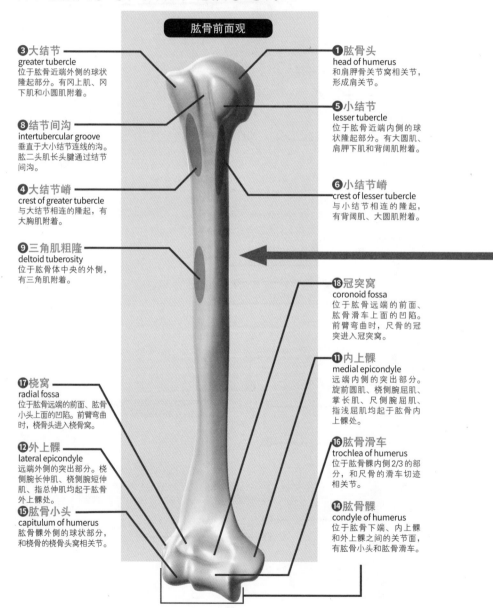

肱骨前面观

❸大结节
greater tubercle
位于肱骨近端外侧的球状隆起部分。有冈上肌、冈下肌和小圆肌附着。

❽结节间沟
intertubercular groove
垂直于大小结节连线的沟。肱二头肌长头腱通过结节间沟。

❹大结节嵴
crest of greater tubercle
与大结节相连的隆起，有大胸肌附着。

❾三角肌粗隆
deltoid tuberosity
位于肱骨体中央的外侧，有三角肌附着。

❶肱骨头
head of humerus
和肩胛骨关节窝相关节，形成肩关节。

❺小结节
lesser tubercle
位于肱骨近端内侧的球状隆起部分。有大圆肌、肩胛下肌和背阔肌附着。

❻小结节嵴
crest of lesser tubercle
与小结节相连的隆起，有背阔肌、大圆肌附着。

⓲冠突窝
coronoid fossa
位于肱骨远端的前面、肱骨滑车上面的凹陷。前臂弯曲时，尺骨的冠突进入冠突窝。

⓫内上髁
medial epicondyle
远端内侧的突出部分。旋前圆肌、桡侧腕屈肌、掌长肌、尺侧腕屈肌、指浅屈肌均起于肱骨内上髁处。

⓰肱骨滑车
trochlea of humerus
位于肱骨髁内侧 2/3 的部分，和尺骨的滑车切迹相关节。

⓮肱骨髁
condyle of humerus
位于肱骨下端、内上髁和外上髁之间的关节面，有肱骨小头和肱骨滑车。

⓱桡窝
radial fossa
位于肱骨远端的前面、肱骨小头上面的凹陷。前臂弯曲时，桡骨头进入桡骨窝。

⓬外上髁
lateral epicondyle
远端外侧的突出部分。桡侧腕长伸肌、桡侧腕短伸肌、指总伸肌均起于肱骨外上髁处。

⓯肱骨小头
capitulum of humerus
肱骨髁外侧的球状部分，和桡骨的桡骨头窝相关节。

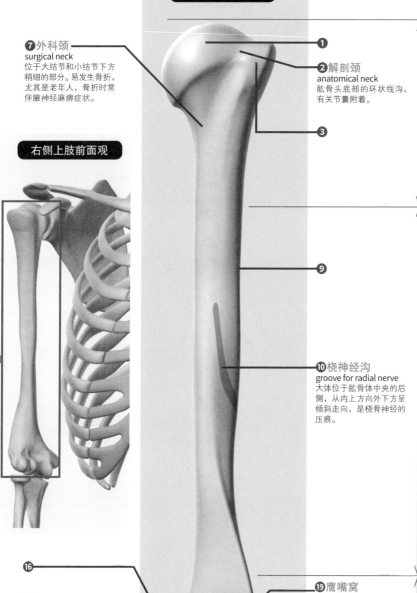

右侧肱骨后面观

⑦外科颈
surgical neck
位于大结节和小结节下方
稍细的部分。易发生骨折，
尤其是老年人，骨折时常
伴腋神经麻痹症状。

②解剖颈
anatomical neck
肱骨头底部的环状线沟，
有关节囊附着。

近端

右侧上肢前面观

⑨

⑩桡神经沟
groove for radial nerve
大体位于肱骨体中央的后
侧，从内上方向外下方呈
倾斜走向，是桡神经的
压痕。

肱骨体

⑯

⑪

⑲鹰嘴窝
olecranon fossa
位于肱骨滑车上方的凹陷。
尺骨的鹰嘴进入鹰嘴窝可
使肘完全伸开。

⑬尺神经沟
groove for ulnar nerve
位于内上髁后方，有尺神
经通过。

⑫

远端

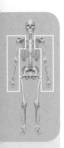

尺骨 ulna

尺骨是位于前臂小指一侧的长骨，和拇指一侧的桡骨（➡P48）平行。和"远端（❽~❿）"相比，"近端（❶~❺）"具有明显肥厚的特征。"尺骨体（❻~❼）"分为前面、后面和内侧面，有起自手指和手关节的肌肉附着。

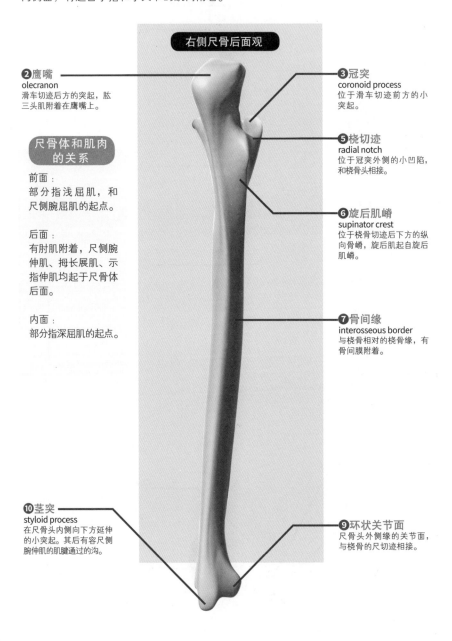

右侧尺骨后面观

❷鹰嘴
olecranon
滑车切迹后方的突起，肱三头肌附着在鹰嘴上。

尺骨体和肌肉的关系

前面：
部分指浅屈肌，和尺侧腕屈肌的起点。

后面：
有肘肌附着，尺侧腕伸肌、拇长展肌、示指伸肌均起于尺骨体后面。

内面：
部分指深屈肌的起点。

❸冠突
coronoid process
位于滑车切迹前方的小突起。

❺桡切迹
radial notch
位于冠突外侧的小凹陷，和桡骨头相接。

❻旋后肌嵴
supinator crest
位于桡骨切迹后下方的纵向骨嵴，旋后肌起自旋后肌嵴。

❼骨间缘
interosseous border
与桡骨相对的桡骨缘，有骨间膜附着。

❿茎突
styloid process
在尺骨头内侧向下方延伸的小突起。其后有容尺侧腕伸肌的肌腱通过的沟。

❾环状关节面
尺骨头外侧缘的关节面，与桡骨的尺切迹相接。

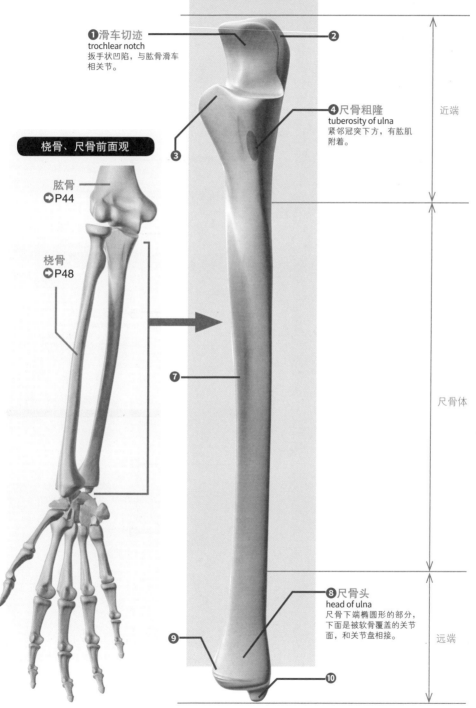

❶滑车切迹
trochlear notch
扳手状凹陷，与肱骨滑车
相关节。

❷

桡骨、尺骨前面观

肱骨
➡P44

桡骨
➡P48

❸

❹尺骨粗隆
tuberosity of ulna
紧邻冠突下方，有肱肌
附着。

近端

❼

尺骨体

❽尺骨头
head of ulna
尺骨下端椭圆形的部分，
下面是被软骨覆盖的关节
面，和关节盘相接。

❾

❿

远端

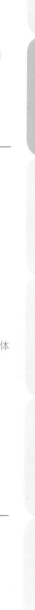

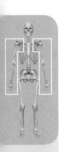

桡骨 radius

桡骨是位于前臂拇指一侧的长骨，远端呈扇形，较肥厚。"近端"和肱骨（●P44）构成关节，"远端"和腕骨（●P50）构成关节。内旋、外旋时，桡骨相对尺骨做旋转运动。"桡骨体"稍向外侧弯曲，呈三棱柱形。

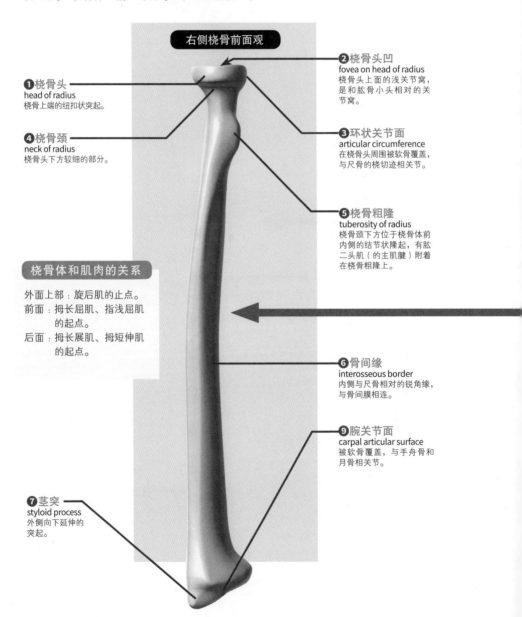

右侧桡骨前面观

❷桡骨头凹
fovea on head of radius
桡骨头上面的浅关节窝，是和肱骨小头相对的关节窝。

❶桡骨头
head of radius
桡骨上端的纽扣状突起。

❸环状关节面
articular circumference
在桡骨头周围被软骨覆盖，与尺骨的桡切迹相关节。

❹桡骨颈
neck of radius
桡骨头下方较细的部分。

❺桡骨粗隆
tuberosity of radius
桡骨颈下方位于桡骨体前内侧的结节状隆起，有肱二头肌（的主肌腱）附着在桡骨粗隆上。

桡骨体和肌肉的关系

外面上部：旋后肌的止点。
前面：拇长屈肌、指浅屈肌的起点。
后面：拇长展肌、拇短伸肌的起点。

❻骨间缘
interosseous border
内侧与尺骨相对的锐角缘，与骨间膜相连。

❾腕关节面
carpal articular surface
被软骨覆盖，与手舟骨和月骨相关节。

❼茎突
styloid process
外侧向下延伸的突起。

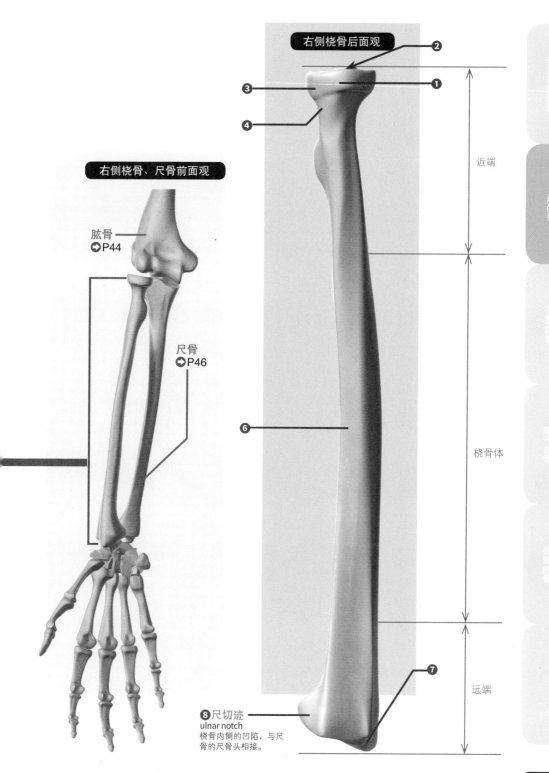

右侧桡骨后面观

右侧桡骨、尺骨前面观

肱骨
●P44

尺骨
●P46

近端

桡骨体

远端

❽尺切迹
ulnar notch
桡骨内侧的凹陷，与尺
骨的尺骨头相接。

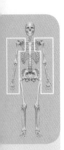

腕骨 carpal bones

位置和特征

腕骨是由8块非正方形的短骨组成，分为近侧列（❶～❹）和远侧列（❺～❽）两列，每列各四块。

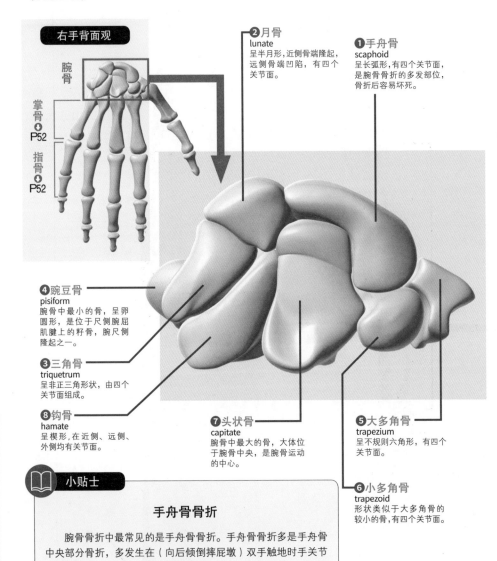

右手背面观

腕骨

掌骨 ➍ P52

指骨 ➍ P52

❷ 月骨
lunate
呈半月形，近侧骨端隆起，远侧骨端凹陷，有四个关节面。

❶ 手舟骨
scaphoid
呈长弧形，有四个关节面，是腕骨骨折的多发部位，骨折后容易坏死。

❹ 豌豆骨
pisiform
腕骨中最小的骨，呈卵圆形，是位于尺侧腕屈肌腱上的籽骨，腕尺侧隆起之一。

❸ 三角骨
triquetrum
呈非正三角形状，由四个关节面组成。

❽ 钩骨
hamate
呈楔形，在近侧、远侧、外侧均有关节面。

❼ 头状骨
capitate
腕骨中最大的骨，大体位于腕骨中央，是腕骨运动的中心。

❺ 大多角骨
trapezium
呈不规则六角形，有四个关节面。

❻ 小多角骨
trapezoid
形状类似于大多角骨的较小的骨，有四个关节面。

📖 小贴士

手舟骨骨折

腕骨骨折中最常见的是手舟骨骨折。手舟骨骨折多是手舟骨中央部分骨折，多发生在（向后倾倒摔屁墩）双手触地时手关节背屈的情况下。而且，进入手舟骨的末梢营养血管损伤，从而使手舟骨骨折难以治愈，所以手舟骨骨折是难以治愈的骨折之一。

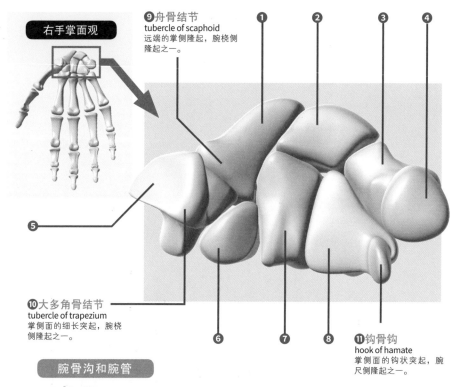

❾舟骨结节
tubercle of scaphoid
远端的掌侧隆起，腕桡侧隆起之一。

右手掌面观

① **②** **③** **④**

⑤

⑥ **⑦** **⑧**

❿大多角骨结节
tubercle of trapezium
掌侧面的细长突起，腕桡侧隆起之一。

⓫钩骨钩
hook of hamate
掌侧面的钩状突起，腕尺侧隆起之一。

腕骨沟和腕管

腕骨背侧稍隆起，掌侧凹陷的形状。在掌侧面凹陷的两侧有腕桡侧隆起（❾～❿）和腕尺侧隆起（④～⓫）两个突起，中间的凹陷叫作腕骨沟（carpal groove）。腕桡侧隆起和腕尺侧隆起之间有屈肌支持带，屈肌支持带和腕骨沟之间的间隙叫腕管（carpal tunnel），正中神经、指浅屈肌腱、指深屈肌腱、拇长屈肌腱、桡侧腕屈肌腱等由此通过。

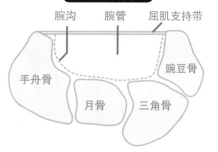

腕骨近侧列

腕沟　腕管　屈肌支持带

手舟骨　月骨　三角骨　豌豆骨

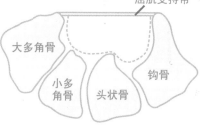

腕骨远侧列

屈肌支持带

大多角骨　小多角骨　头状骨　钩骨

📖 小贴士

腕管综合征

　　浅屈肌腱和指深屈肌腱的腱鞘发生炎症时，通过腕管的正中神经受压，发生感觉运动麻痹，叫作腕管综合征（carpal tunnel syndrome）。

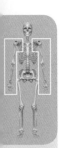

掌骨 metacarpal bones

和指骨 phalanges [of hand]

位置和特征

掌骨由第一至第五掌骨（❶～❺）组成。由近到远分为底、体、头三部分。底和腕骨（➡P50）远侧列相接，头和近节指骨相关节。指骨从第一至第五指（❻～❿）共14块骨，全为扁平状长骨。自近到远依次为近节指骨、中节指骨和远节指骨，每块指骨又分为底、体、头三部分。

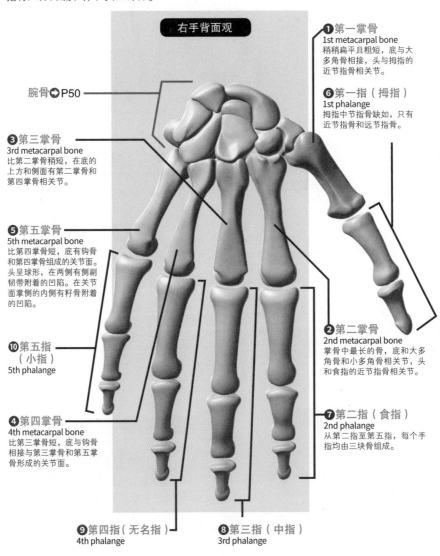

右手背面观

腕骨➡P50

❸ **第三掌骨**
3rd metacarpal bone
比第二掌骨稍短，在底的上方和侧面有第二掌和第四掌骨相关节。

❺ **第五掌骨**
5th metacarpal bone
比第四掌骨短，底有钩骨和第四掌骨组成的关节面。头呈球形，在两侧有侧副韧带附着的凹陷。在关节面尺侧的内侧有籽骨附着的凹陷。

❿ **第五指**
（小指）
5th phalange

❹ **第四掌骨**
4th metacarpal bone
比第三掌骨短，底与钩骨相接与第三掌骨和第五掌骨形成的关节面。

❶ **第一掌骨**
1st metacarpal bone
稍稍扁平且粗短，底与大多角骨相接，头与拇指的近节指骨相关节。

❻ **第一指（拇指）**
1st phalange
拇指中节指骨缺如，只有近节指骨和远节指骨。

❷ **第二掌骨**
2nd metacarpal bone
掌骨中最长的骨，底和大多角骨和小多角骨相关节，头和食指的近节指骨相关节。

❼ **第二指（食指）**
2nd phalange
从第二指至第五指，每个手指均由三块骨组成。

❾ **第四指（无名指）**
4th phalange

❽ **第三指（中指）**
3rd phalange

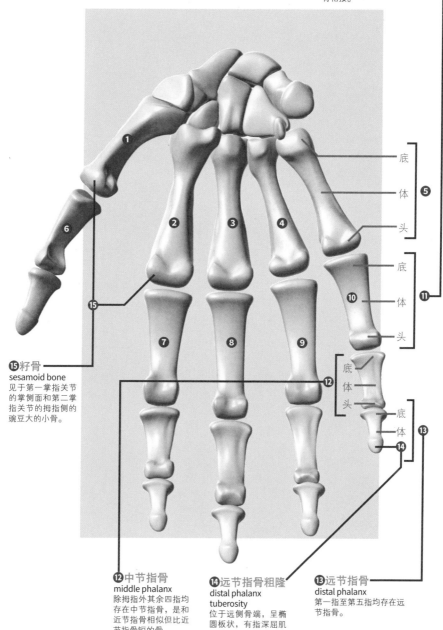

⓫近节指骨
proximal phalanx
指骨中最长的骨，底和
掌骨相接，头和中节指
骨相接。

底
体 **⑤**
头

底
⑩ 体 **⓫**
头

底
体 **⑫**
头

底
体 **⑬**
头 **⑭**

⓯籽骨
sesamoid bone
见于第一掌指关节
的掌侧面和第二掌
指关节的拇指侧的
豌豆大的小骨。

⓬中节指骨
middle phalanx
除拇指外其余四指均
存在中节指骨，是和
近节指骨相似但比近
节指骨短的骨。

⓮远节指骨粗隆
distal phalanx
tuberosity
位于远侧骨端，呈椭
圆板状，有指深屈肌
附着。

⓭远节指骨
distal phalanx
第一指至第五指均存在远
节指骨。

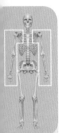

专栏：比较人和动物的手形

专栏

比较人和动物的手形

人和猿的手指比较

　　人的手指可以实现握、拿、抓等精细动作，在这些动作中，拇指尤其重要。例如，人的拇指和小指可以合在一起形成对指的动作，但是猿无法做这个动作，其原因在于猿的拇指和其他四根手指朝向相同，不能向内聚拢，而人的拇指及第一掌骨（◉ P52）与手掌的长轴约成45°角，即拇指和其他四根手指朝向不同，因而能实现拇指和小指的对指动作。

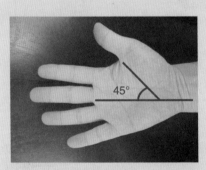

人的拇指和其他四根手指约成45°角

考拉的手指

　　考拉的手指很有趣。考拉的拇指和食指大体朝向相同，但考拉用"拇指和食指"两根手指及"中指、无名指和小指"三根手指分别从两侧来实现抓住树木的动作（一般来说，人用拇指和其他四根手指分开来抓东西）。

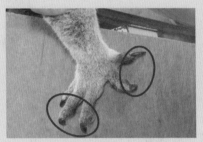

通过"拇指和食指"及"中指、无名指和小指"的协作来牢牢抓住树木

　　考拉在一天中约有18个小时在树上睡觉，从而进化形成了这样形状的手指。四足行走的动物多用"前脚（前肢）"来表示手指，但只有考拉的前脚，因适宜爬树仍称为"手"。

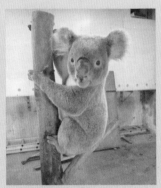

考拉用手牢牢抓住树木从而可以长时间趴在树上睡觉

图片来源：埼玉县儿童动物自然公园。

Lower limb

第 3 章

下肢的骨

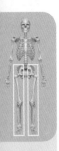
下肢的骨和关节

下肢的骨分为连接躯干和下肢的"下肢带骨"和连接下肢带骨远侧的"自由下肢骨"两部分（➡P57）。身体左右两侧各有8种骨，共31块骨。

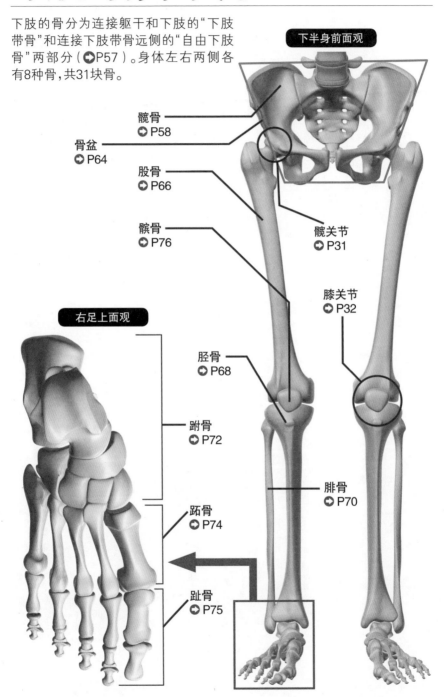

下半身前面观

髋骨
➡ P58

骨盆
➡ P64

股骨
➡ P66

髋关节
➡ P31

髌骨
➡ P76

膝关节
➡ P32

右足上面观

胫骨
➡ P68

跗骨
➡ P72

距骨
➡ P74

腓骨
➡ P70

趾骨
➡ P75

下半身后面观

下肢的关节

髋关节、膝关节、胫腓关节、踝关节和跗骨部分的关节等。

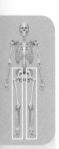

髋骨 hip bone

位置和特征

髋骨位于臀部，将躯干和自由下肢骨连在一起。左右髋骨与骶骨和尾骨（ ➲ P92 ）一同构成骨盆（ ➲ P64 ），髋骨下部与自由下肢骨相关节。

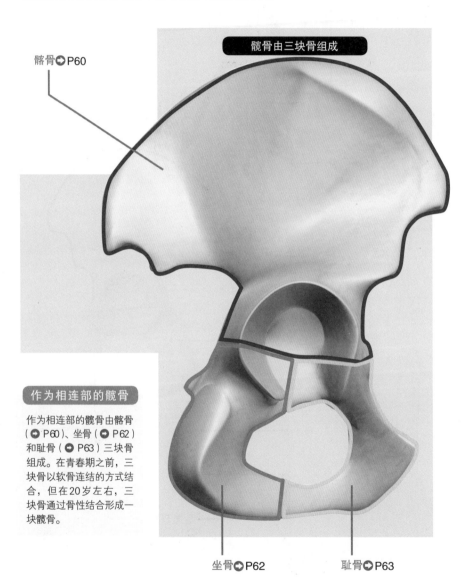

髂骨 ➲ P60

髋骨由三块骨组成

作为相连部的髋骨

作为相连部的髋骨由髂骨（ ➲ P60 ）、坐骨（ ➲ P62 ）和耻骨（ ➲ P63 ）三块骨组成。在青春期之前，三块骨以软骨连结的方式结合，但在20岁左右，三块骨通过骨性结合形成一块髋骨。

坐骨 ➲ P62

耻骨 ➲ P63

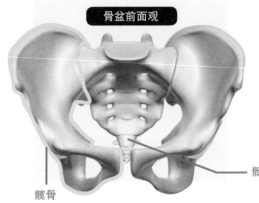

骨盆前面观

骶骨和尾骨 ▶P92

髋骨

髋臼

髋臼（acetabulum）位于髋关节
的底部，是在髂骨、坐骨、耻骨
愈合的中央稍下方，形成的髋关
节的关节窝凹陷。上半身的重量
从骶髂关节经由髂骨体到达髋臼。

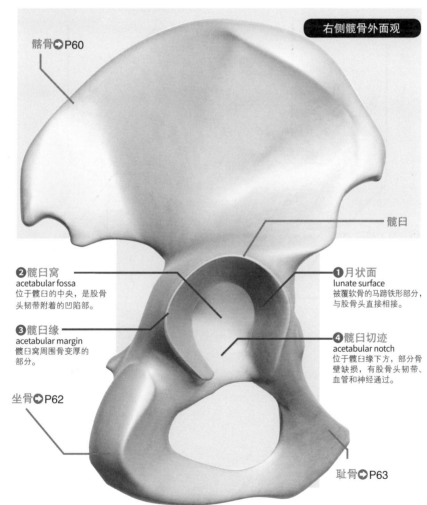

右侧髋骨外面观

髂骨 ▶P60

髋臼

❷髋臼窝
acetabular fossa
位于髋臼的中央，是股骨
头韧带附着的凹陷部。

❸髋臼缘
acetabular margin
髋臼窝周围骨变厚的
部分。

坐骨 ▶P62

❶月状面
lunate surface
被覆软骨的马蹄铁形部分，
与股骨头直接相接。

❹髋臼切迹
acetabular notch
位于髋臼缘下方，部分骨
壁缺损，有股骨头韧带、
血管和神经通过。

耻骨 ▶P63

第1章
骨学基础知识

第2章
上肢的骨

第3章
下肢的骨

躯干的骨

头部的骨

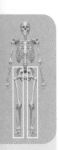

下肢的骨 ▼ 髂骨

髂骨 ilium

位置和特征

髂骨位于髋骨（●P58）上部，在坐骨（●P62）、耻骨（●P63）的上方扩展开来，像骶骨（●P92）的羽翼。髂骨在下肢中发挥的作用与肩胛骨（●P42）在上肢中发挥的作用有些类似。

右侧髂骨内面观

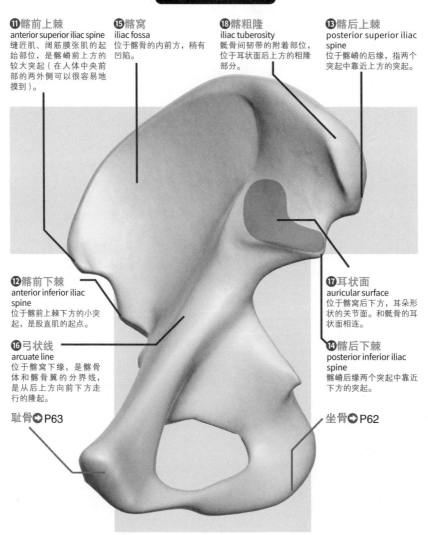

⑪髂前上棘
anterior superior iliac spine
缝匠肌、阔筋膜张肌的起始部位，是髂嵴前上方的较大突起（在人体中央前部的两外侧可以很容易地摸到）。

⑮髂窝
iliac fossa
位于髂骨的内前方，稍有凹陷。

⑱髂粗隆
iliac tuberosity
骶髂间韧带的附着部位，位于耳状面后上方的粗隆部分。

⑬髂后上棘
posterior superior iliac spine
位于髂嵴的后缘，指两个突起中靠近上方的突起。

⑫髂前下棘
anterior inferior iliac spine
位于髂前上棘下方的小突起，是股直肌的起点。

⑯弓状线
arcuate line
位于髂窝下缘，是髂骨体和髂骨翼的分界线，是从后上方向前下方走行的隆起。

耻骨●P63

⑰耳状面
auricular surface
位于髂窝后下方，耳朵形状的关节面。和骶骨的耳状面相连。

⑭髂后下棘
posterior inferior iliac spine
髂嵴后缘两个突起中靠近下方的突起。

坐骨●P62

❷髂骨翼
ala of ilium
连缀在髂骨体后方的部分，分为内、外两个面和上、下、前、后四个缘。

❽臀前线
anterior gluteal line
位于三条臀线的中间，从前向后倾斜，是臀中肌和臀小肌的起点。

❸髂嵴
iliac crest
位于髂骨上缘，呈"S"形，有三条隆起线。

❹外唇
external lip
位于髂嵴的外侧缘，有腹外斜肌附着。

❺中间线
intermediate line
位于髂嵴中间的凸出部分，有腹内斜肌附着。

❻内唇
internal lip
位于髂嵴内侧缘，有腰方肌、腹横肌附着。

❾臀下线
inferior gluteal line
在三条臀线中，臀下线位于最前方，从后向前延伸至髋臼上，是臀小肌的起点。

❶髂骨体
body of ilium
较厚，约一半的髋臼由髂骨体构成。

❿臀后线
posterior gluteal line
在三条臀线中，位于最后方，从后上向前下延伸，是臀中肌的起点。

❼臀面
gluteal surface
前半部分膨胀，后半部分形成凹面，有三条弓形的线状隆起。

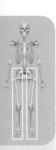

坐骨 ischium

位置和特征

坐骨位于髋骨（◆P58）后下部，从下后方包围闭孔（❾），分为坐骨体（❶）和坐骨支（❷）。坐位时，坐骨支撑人体上半身的重量。这时，坐骨结节（❼）与支面接触，支撑体重。

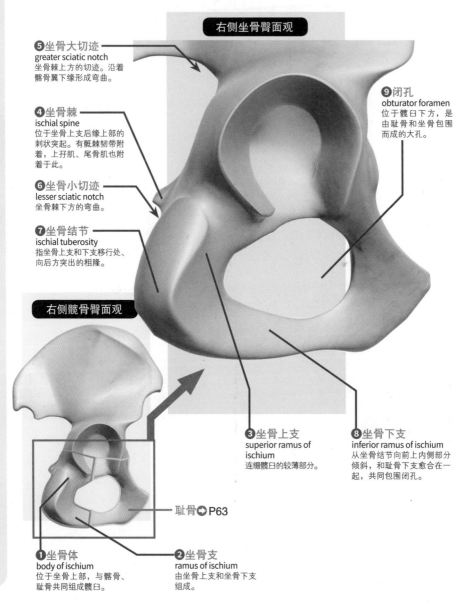

右侧坐骨臀面观

❺坐骨大切迹
greater sciatic notch
坐骨棘上方的切迹。沿着髂骨翼下缘形成弯曲。

❹坐骨棘
ischial spine
位于坐骨上支后缘上部的刺状突起。有骶棘韧带附着，上孖肌、尾骨肌也附着于此。

❻坐骨小切迹
lesser sciatic notch
坐骨棘下方的弯曲。

❼坐骨结节
ischial tuberosity
指坐骨上支和下支移行处、向后方突出的粗隆。

❾闭孔
obturator foramen
位于髋臼下方，是由耻骨和坐骨包围而成的大孔。

右侧髋骨臀面观

耻骨◆P63

❸坐骨上支
superior ramus of ischium
连缀髋臼的较薄部分。

❽坐骨下支
inferior ramus of ischium
从坐骨结节向前上内侧部分倾斜，和耻骨下支愈合在一起，共同包围闭孔。

❶坐骨体
body of ischium
位于坐骨上部，与髂骨、耻骨共同组成髋臼。

❷坐骨支
ramus of ischium
由坐骨上支和坐骨下支组成。

耻骨 pubis

位置和特征

耻骨位于阴部前方的中心部位,容易触及。它位于髋骨(➡P58)的前下部,包围闭孔(**7**)的前上方。耻骨分为耻骨体(**1**)和耻骨支(**2**)。

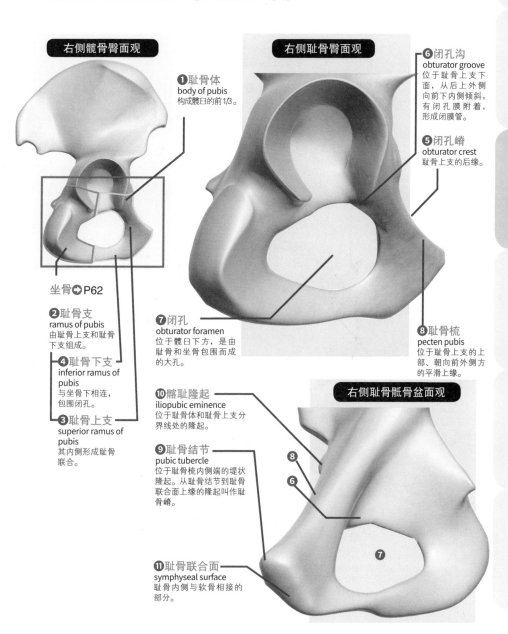

右侧髋骨臀面观

1耻骨体
body of pubis
构成髋臼的前1/3。

坐骨➡P62

2耻骨支
ramus of pubis
由耻骨上支和耻骨下支组成。

4耻骨下支
inferior ramus of pubis
与坐骨下相连,包围闭孔。

3耻骨上支
superior ramus of pubis
其内侧形成耻骨联合。

右侧耻骨臀面观

6闭孔沟
obturator groove
位于耻骨上支下面,从后上外侧向前下内侧倾斜,有闭孔膜附着,形成闭膜管。

5闭孔嵴
obturator crest
耻骨上支的后缘。

7闭孔
obturator foramen
位于髋臼下方,是由耻骨和坐骨包围而成的大孔。

8耻骨梳
pecten pubis
位于耻骨上支的上部、朝向前外侧方的平滑上缘。

10髂耻隆起
iliopubic eminence
位于耻骨体和耻骨上支分界线处的隆起。

9耻骨结节
pubic tubercle
位于耻骨梳内侧端的堤状隆起。从耻骨结节到耻骨联合面上缘的隆起叫作耻骨嵴。

右侧耻骨骶骨盆面观

11耻骨联合面
symphyseal surface
耻骨内侧与软骨相接的部分。

骨盆 pelvis

位置和特征

骨盆由左右两侧的髋骨（●P58）、后方中央的骶骨以及骶骨下部的尾骨（●P92）组成。在前方，左右两侧的髋骨通过耻骨联合（●P21）连在一起，在后方，髋骨和骶骨通过彼此的耳状面连在一起形成骶髂关节（●P31）。

骨盆前面观

❷大骨盆
greater pelvis
分界线把骨盆分为大、小两个骨盆，大骨盆是位于分界线上方的部分。大骨盆前方呈开放状态，构成腹腔的下部，是腹部的一部分。

❶分界线
terminal line
连接骶岬、髂骨弓状线、耻骨梳和耻骨联合上缘的线。

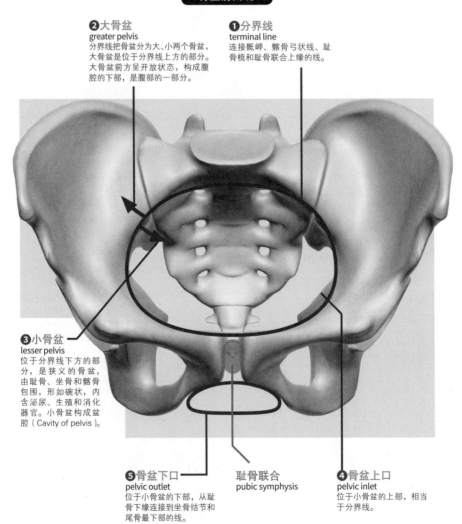

❸小骨盆
lesser pelvis
位于分界线下方的部分，是狭义的骨盆，由耻骨、坐骨和髂骨包围，形如碗状，内含泌尿、生殖和消化器官。小骨盆构成盆腔（Cavity of pelvis）。

❺骨盆下口
pelvic outlet
位于小骨盆的下部，从耻骨下缘连接到坐骨结节和尾骨最下部的线。

耻骨联合
pubic symphysis

❹骨盆上口
pelvic inlet
位于小骨盆的上部，相当于分界线。

骨盆的性别差别

比较男性和女性的骨骼，差别最大的是骨盆。这是因为在女性分娩时，有胎儿通过骨盆腔。

从新生儿到 10 岁左右，男女骨盆没有明显差别。10 岁以后，女性的髂骨翼（➡️ P61）变宽，岬（➡️ P92）前突变得不明显，所以骨盆上口（❹）接近圆形；而男性的髂骨翼变窄，岬前突明显，所以骨盆上口呈心形。

另外，在耻骨联合下方形成的角的名称和角度大小也存在性别差异。男性的叫作耻骨下角（pubic angle），角度为 50°～60°；女性的叫作耻骨弓（pubic arch），角度较大，为 80°～85°。为便于记忆，可以用食指和中指张开时的角度表示男性耻骨下角的角度，用拇指和食指张开时的角度表示女性耻骨弓的角度。

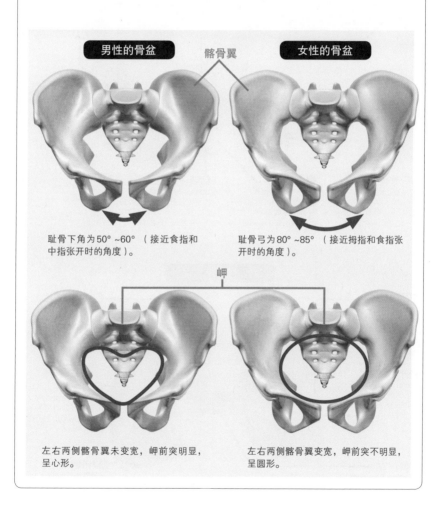

男性的骨盆　　髂骨翼　　女性的骨盆

耻骨下角为 50°～60°（接近食指和中指张开时的角度）。

耻骨弓为 80°～85°（接近拇指和食指张开时的角度）。

岬

左右两侧髂骨翼未变宽，岬前突明显，呈心形。

左右两侧髂骨翼变宽，岬前突不明显，呈圆形。

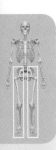
股骨 femur

股骨位于大腿部分，是人体最长（约为身高的1/4）、负重最重的骨，是由近端、股骨体和远端构成的长骨。

右侧股骨近端观

❶股骨头
head of femur
呈球状，位于股骨骨干上方内侧，与髋臼相连形成髋关节。

❸股骨颈
neck of femur
股骨头外侧较细的部分。股骨体和股骨颈成125°~130°的钝角，有股关节囊附着。

❹大转子
greater trochanter
位于股骨颈和股骨体移行部分外上方的大突起。臀中肌、臀小肌和梨状肌的止点位于大转子外侧面。

❷股骨头凹
fovea capitis femoris
位于股骨头内侧中央稍靠下的位置，是有股骨头韧带附着的凹陷部位。

❺小转子
lesser trochanter
位于股骨颈和股骨体移行部分下方内侧的小突起，髂腰肌（腰大肌和髂肌）的止点。

⓯转子窝
trochanteric fossa
位于大转子尖端内侧的凹陷，闭孔内肌、上孖肌、下孖肌和闭孔外肌的止点。

右侧股骨远端观

⓬外上髁
lateral epicondyle
外侧髁上方的突出部分，腓侧副韧带、跖肌、腓肠肌外侧头、腘肌的起点。

⓾髌面
patellar surface
位于内侧髁和外侧髁的前方之间，有光泽而且光滑。和髌骨的后面构成关节。

❾外侧髁
lateral condyle
和内侧髁的位置相对（外侧的部分），有前交叉韧带附着。

⓫内上髁
medial epicondyle
内侧髁上方的突出部分，胫侧副韧带、腓肠肌内侧头的起点，大收肌的止点。

㉓髁间窝
intercondylar fossa
在股骨后方的内侧髁和外侧髁之间的凹陷部位。

❽内侧髁
medial condyle
在股骨远端有两个大关节髁，靠内侧的叫内侧髁，有后交叉韧带附着。

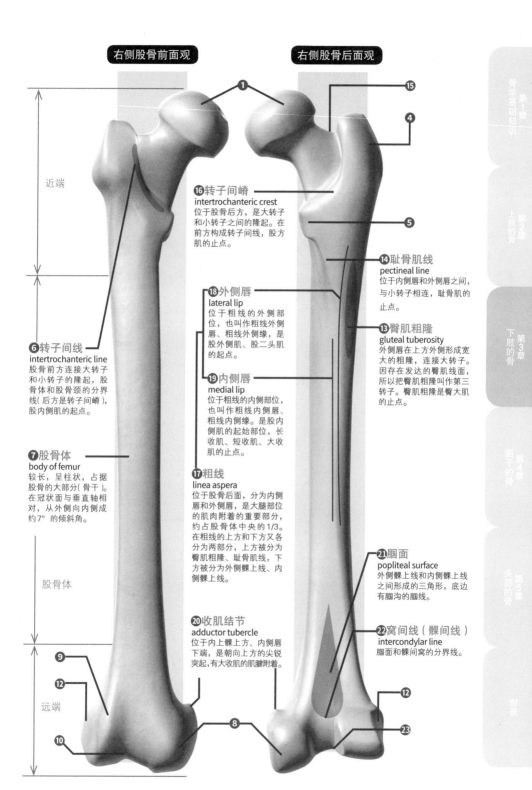

近端

⑯转子间嵴
intertrochanteric crest
位于股骨后方，是大转子
和小转子之间的隆起。在
前方构成转子间线，股方
肌的止点。

⑭耻骨肌线
pectineal line
位于内侧唇和外侧唇之间，
与小转子相连，耻骨肌的
止点。

⑱外侧唇
lateral lip
位于粗线的外侧部
位，也叫作粗线外侧
唇、粗线外侧缘，是
股外侧肌、股二头肌
的起点。

⑬臀肌粗隆
gluteal tuberosity
外侧唇在上方外侧形成宽
大的粗隆，连接大转子。
因存在发达的臀肌线面，
所以把臀肌粗隆叫作第三
转子。臀肌粗隆是臀大肌
的止点。

⑥转子间线
intertrochanteric line
股骨前方连接大转子
和小转子的隆起，股
骨体和股骨颈的分界
线（后方是转子间嵴），
股内侧肌的起点。

⑲内侧唇
medial lip
位于粗线的内侧部位，
也叫作粗线内侧唇、
粗线内侧缘。是股内
侧肌的起始部位，长
收肌、短收肌、大收
肌的止点。

⑦股骨体
body of femur
较长，呈柱状，占据
股骨的大部分（骨干）。
在冠状面与垂直轴相
对，从外侧向内侧成
约7°的倾斜角。

⑰粗线
linea aspera
位于股骨后面，分为内侧
唇和外侧唇，是大腿部位
的肌肉附着的重要部分，
约占股骨体中央的1/3。
在粗线的上方和下方又各
分为两部分，上方被分为
臀肌粗隆、耻骨肌线，下
方被分为外侧髁上线、内
侧髁上线。

㉑腘面
popliteal surface
外侧髁上线和内侧髁上线
之间形成的三角形，底边
有腘沟的腘线。

股骨体

⑳收肌结节
adductor tubercle
位于内上髁上方、内侧唇
下端，是朝向上方的尖锐
突起，有大收肌的肌腱附着。

㉒窝间线（髁间线）
intercondylar line
腘面和髁间窝的分界线。

远端

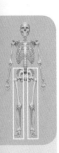

胫骨 tibia

位置和特征

胫骨和腓骨（●P70）两块骨是构成小腿的基础，胫骨为了支持体重比腓骨更粗。胫骨近端与股骨形成膝关节，远端与距骨（●P73）形成距小腿关节。胫骨是人体仅次于股骨（●P66）的第二长骨。

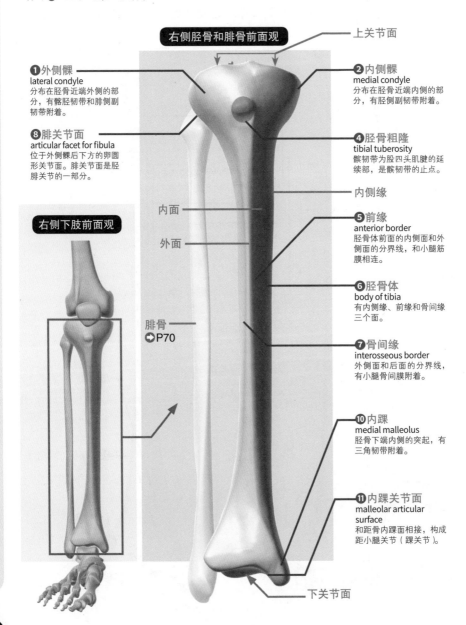

右侧胫骨和腓骨前面观

上关节面

❶外侧髁
lateral condyle
分布在胫骨近端外侧的部分，有髂胫韧带和腓侧副韧带附着。

❷内侧髁
medial condyle
分布在胫骨近端内侧的部分，有胫侧副韧带附着。

❽腓关节面
articular facet for fibula
位于外侧髁后下方的卵圆形关节面。腓关节面是胫腓关节的一部分。

❹胫骨粗隆
tibial tuberosity
髌韧带为股四头肌腱的延续部，是髌韧带的止点。

内侧缘

内面

外面

❺前缘
anterior border
胫骨体前面的内侧面和外侧面的分界线，和小腿筋膜相连。

❻胫骨体
body of tibia
有内侧缘、前缘和骨间缘三个面。

❼骨间缘
interosseous border
外侧面和后面的分界线，有小腿骨间膜附着。

右侧下肢前面观

腓骨
●P70

❿内踝
medial malleolus
胫骨下端内侧的突起，有三角韧带附着。

⓫内踝关节面
malleolar articular surface
和距骨内踝面相接，构成距小腿关节（踝关节）。

下关节面

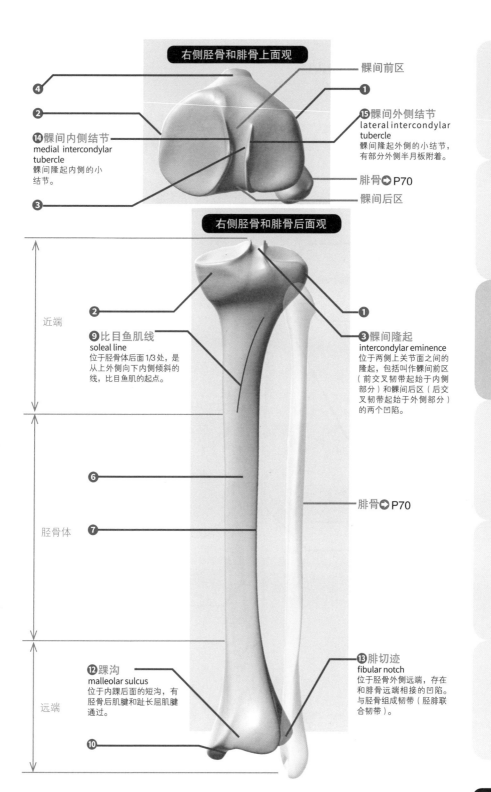

右侧胫骨和腓骨上面观

髁间前区

④

②

⑮髁间外侧结节
lateral intercondylar tubercle
髁间隆起外侧的小结节，有部分外侧半月板附着。

⑭髁间内侧结节
medial intercondylar tubercle
髁间隆起内侧的小结节。

腓骨 ➡ P70

髁间后区

③

右侧胫骨和腓骨后面观

近端

②

⑨比目鱼肌线
soleal line
位于胫骨体后面1/3处，是从上外侧向下内侧倾斜的线，比目鱼肌的起点。

①

③髁间隆起
intercondylar eminence
位于两侧上关节面之间的隆起，包括叫作髁间前区（前交叉韧带起始于内侧部分）和髁间后区（后交叉韧带起始于外侧部分）的两个凹陷。

⑥

腓骨 ➡ P70

胫骨体

⑦

远端

⑫踝沟
malleolar sulcus
位于内踝后面的短沟，有胫骨后肌腱和趾长屈肌腱通过。

⑩

⑬腓切迹
fibular notch
位于胫骨外侧远端，存在和腓骨远端相接的凹陷。与腓骨组成韧带（胫腓联合韧带）。

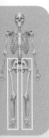

腓骨 fibula

位置和特征

腓骨呈三棱柱状，不能活动，位于胫骨（➡P68）外侧并与之相接。腓骨和胫骨长度大体相同，腓骨是长骨中最细长的骨，和其他骨相比具有一定弹性。

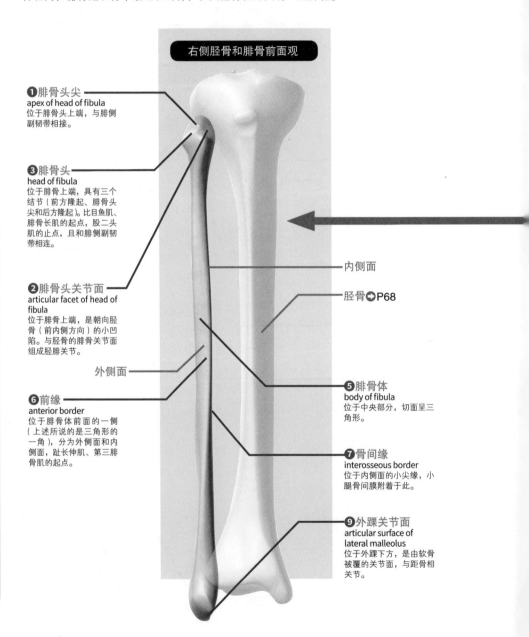

右侧胫骨和腓骨前面观

❶腓骨头尖
apex of head of fibula
位于腓骨头上端，与腓侧副韧带相接。

❸腓骨头
head of fibula
位于腓骨上端，具有三个结节（前方隆起、腓骨头尖和后方隆起）。比目鱼肌、腓骨长肌的起点，股二头肌的止点，且和腓侧副韧带相连。

❷腓骨头关节面
articular facet of head of fibula
位于腓骨上端，是朝向胫骨（前内侧方向）的小凹陷。与胫骨的腓骨关节面组成胫腓关节。

外侧面

❻前缘
anterior border
位于腓骨体前面的一侧（上述所说的是三角形的一角），分为外侧面和内侧面，趾长伸肌、第三腓骨肌的起点。

内侧面

胫骨➡P68

❺腓骨体
body of fibula
位于中央部分，切面呈三角形。

❼骨间缘
interosseous border
位于内侧面的小尖缘，小腿骨间膜附着于此。

❾外踝关节面
articular surface of lateral malleolus
位于外踝下方，是由软骨被覆的关节面，与距骨相关节。

1

3

4腓骨颈
neck of fibula
腓骨头和腓骨体的交界处。

胫骨
➡P68

8内侧嵴
medial crest
位于腓骨体,分为内侧面和
后面。

5

12腓骨踝沟
groove of fibular malleolus
位于腓骨下端后面的浅沟,
有腓骨肌腱通过。

10外踝窝
fossa of lateral malleolus
存在于外踝关节面后方的较
深凹陷,和距腓后韧带、跟
腓韧带相接。

11外踝
lateral malleolus
腓骨下端外侧较大的四角形,
向外侧突出,有跟腓韧带、
距腓前韧带、距腓后韧带
附着。

9

11

胫骨➡P68

第1章
骨学基础知识

第2章
上肢的骨

第3章
下肢的骨

第4章
躯干的骨

第5章
头部的骨

附录

跗骨 tarsals

下肢的骨 ⋯⋯▼ 跗骨

位置和特征

跗骨位于足部后方,由近侧的距骨(❶)、跟骨(❷)和足舟骨(❸)及远侧的骰骨(❹)、外侧楔骨(❺)、中间楔骨(❻)和内侧楔骨(❼)这七块骨组成。跟骨和骰骨组成的跟骰关节与距骨和足舟骨组成的距舟关节合称肖帕尔(Chopart)关节或跗横关节。

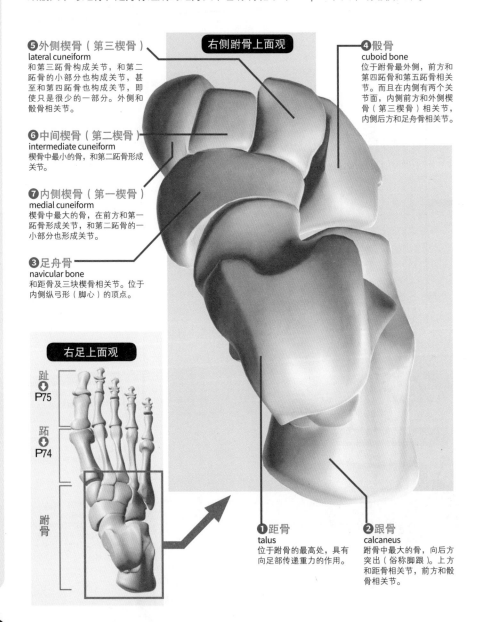

右侧跗骨上面观

❺外侧楔骨(第三楔骨)
lateral cuneiform
和第三跖骨构成关节,和第二跖骨的小部分也构成关节,甚至和第四跖骨也构成关节,即使只是很少的一部分。外侧和骰骨相关节。

❻中间楔骨(第二楔骨)
intermediate cuneiform
楔骨中最小的骨,和第二跖骨形成关节。

❼内侧楔骨(第一楔骨)
medial cuneiform
楔骨中最大的骨,在前方和第一跖骨形成关节,和第二跖骨的一小部分也形成关节。

❸足舟骨
navicular bone
和距骨及三块楔骨相关节。位于内侧纵弓形(脚心)的顶点。

❹骰骨
cuboid bone
位于跗骨最外侧,前方和第四跖骨和第五跖骨相关节。而且在内侧有两个关节面,内侧前方和外侧楔骨(第三楔骨)相关节,内侧后方和足舟骨相关节。

右足上面观

趾
❶
P75

跖
❶
P74

跗骨

❶距骨
talus
位于跗骨的最高处,具有向足部传递重力的作用。

❷跟骨
calcaneus
跗骨中最大的骨,向后方突出(俗称脚跟)。上方和距骨相关节,前方和骰骨相关节。

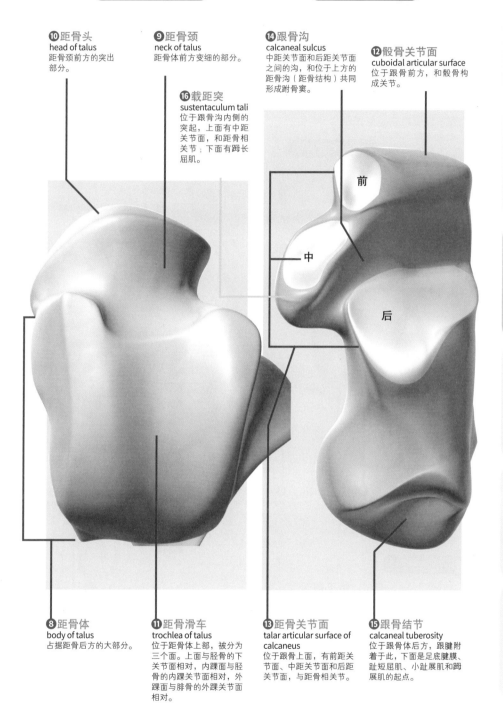

❿距骨头
head of talus
距骨前方的突出部分。

❾距骨颈
neck of talus
距骨体前方变细的部分。

⓮跟骨沟
calcaneal sulcus
中距关节面和后距关节面之间的沟，和位于上方的距骨沟（距骨结构）共同形成跗骨窦。

⓬骰骨关节面
cuboidal articular surface
位于跟骨前方，和骰骨构成关节。

⓰载距突
sustentaculum tali
位于跟骨沟内侧的突起，上面有中距关节面，和距骨相关节；下面有踇长屈肌。

前

中

后

❽距骨体
body of talus
占据距骨后方的大部分。

⓫距骨滑车
trochlea of talus
位于距骨体上部，被分为三个面。上面与胫骨的下关节面相对，内踝面与胫骨的内踝关节面相对，外踝面与腓骨的外踝关节面相对。

⓭距骨关节面
talar articular surface of calcaneus
位于跟骨上面，有前距关节面、中距关节面和后距关节面，与距骨相关节。

⓯跟骨结节
calcaneal tuberosity
位于跟骨后方，跟腱附着于此，下面是足底腱膜、趾短屈肌、小趾展肌和踇展肌的起点。

第1章
骨学基础知识

第2章
上肢的骨

第3章
下肢的骨

第4章
躯干的骨

第5章
颅部的骨

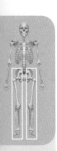

跖骨 metatarsi

位置和特征

跖骨位于足部中央，是存在于趾骨的后方和跗骨（➡P72，在这里指外侧楔骨、中间楔骨、内侧楔骨和骰骨）前方之间的五根管状骨，背向足背。跖骨底的关节叫作利斯弗朗（Lisfranc）关节或跗跖关节，是由内侧楔骨、中间楔骨、外侧楔骨和骰骨以及第一至第五跖骨组成的关节。

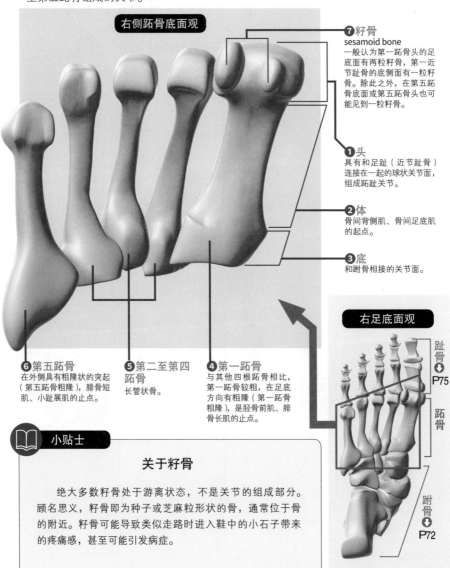

右侧跖骨底面观

⑦籽骨
sesamoid bone
一般认为第一跖骨头的足底面有两粒籽骨，第一近节趾骨的底侧面有一粒籽骨。除此之外，在第五跖骨底面或第五跖骨头也可能见到一粒籽骨。

①头
具有和足趾（近节趾骨）连接在一起的球状关节面，组成跖趾关节。

②体
骨间背侧肌、骨间足底肌的起点。

③底
和跗骨相接的关节面。

右足底面观

趾骨 ➡ P75

跖骨

跗骨 ➡ P72

⑥第五跖骨
在外侧具有粗隆状的突起（第五跖骨粗隆），腓骨短肌、小趾展肌的止点。

⑤第二至第四跖骨
长管状骨。

④第一跖骨
与其他四根跖骨相比，第一跖骨较粗，在足底方向有粗隆（第一跖骨粗隆），是胫骨前肌、腓骨长肌的止点。

📖 **小贴士**

关于籽骨

绝大多数籽骨处于游离状态，不是关节的组成部分。顾名思义，籽骨即为种子或芝麻粒形状的骨，通常位于骨的附近。籽骨可能导致类似走路时进入鞋中的小石子带来的疼痛感，甚至可能引发病症。

趾骨 phalanges [of foot]

位置和特征

趾骨相当于手的指骨，共14块骨。姆趾（第一趾）有2节骨（近节趾骨和远节趾骨），其他足趾有3节骨（近节趾骨、中节趾骨和远节趾骨）。姆趾的趾骨和跖骨（●P74）一样，都是宽的。第二趾的趾骨最长，从第三至第五趾依次变短。

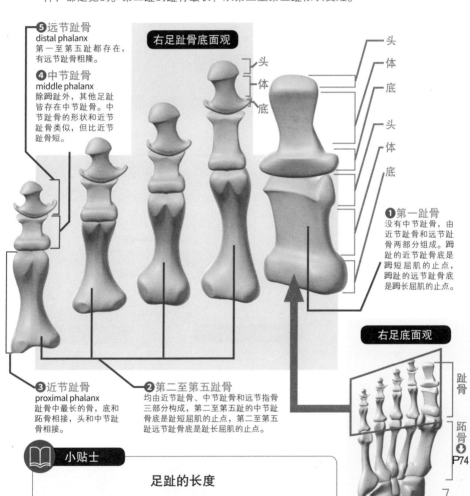

❺远节趾骨
distal phalanx
第一至第五趾都存在，有远节趾骨粗隆。

❹中节趾骨
middle phalanx
除姆趾外，其他足趾皆存在中节趾骨。中节趾骨的形状和近节趾骨类似，但比近节趾骨短。

右足趾骨底面观

头
体
底

头
体
底

❶第一趾骨
没有中节趾骨，由近节趾骨和远节趾骨两部分组成。姆趾的近节趾骨底是姆短屈肌的止点，姆趾的远节趾骨底是姆长屈肌的止点。

右足底面观

趾骨

跖骨 ⊙ P74

跗骨 ⊙ P72

❸近节趾骨
proximal phalanx
趾骨中最长的骨，底和跖骨相接，头和中节趾骨相接。

❷第二至第五趾骨
均由近节趾骨、中节趾骨和远节指骨三部分构成，第二至第五的中节趾骨底是趾短屈肌的止点，第二至第五趾远节趾骨底是趾长屈肌的止点。

📖 小贴士

足趾的长度

根据足趾的长度可将足分为三种类型。姆趾最长的类型叫作"埃及型"，第二趾最长的类型叫作"希腊型"，姆趾和第二趾长度大体相同的类型叫作"四角型"。日本人多为姆趾最长的"埃及型"，其比例高达约70%。

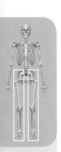

髌骨 patella

位置和特征

髌骨也被称为"膝盖骨",是呈倒三角形的扁平骨。髌骨本是生于股四头肌的肌腱中的籽骨（● P74），具有提高股四头肌效率的作用。由于髌骨后面的形状以及股四头肌的牵引方向等,髌骨容易滑落到外侧导致脱臼。而且,髌骨前面宽且有较小隆起（基本平坦），后面的纵向隆起把关节面分为内侧和外侧两个关节面。

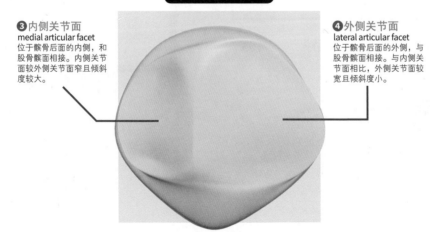

髌骨前面观

❶髌底
base of patella
髌骨上方的平滑部分。股直肌和股中间肌附着在股四头肌上。

❷髌尖
apex of patella
髌骨下方尖端的部分,连接髌韧带。

髌骨后面观

❸内侧关节面
medial articular facet
位于髌骨后面的内侧,和股骨髌面相接。内侧关节面较外侧关节面窄且倾斜度较大。

❹外侧关节面
lateral articular facet
位于髌骨后面的外侧,与股骨髌面相接。与内侧关节面相比,外侧关节面较宽且倾斜度小。

Vertebra and Thorax

第 4 章

躯干的骨

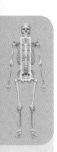

躯干的骨和关节

躯干的骨大致可分为背骨——"脊柱"和容纳心脏和肺等内脏的"胸廓"（➡P78）。脊柱有5种骨，胸廓有3种骨。另外需注意的是，胸椎既为脊柱的组成部分，也为胸廓的组成部分。

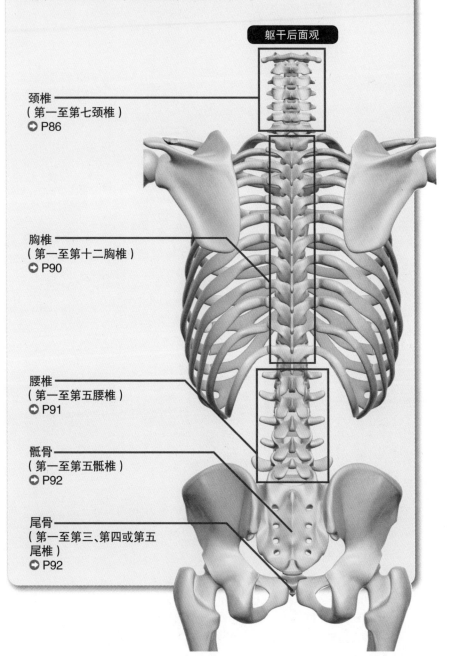

躯干后面观

颈椎
（第一至第七颈椎）
➡ P86

胸椎
（第一至第十二胸椎）
➡ P90

腰椎
（第一至第五腰椎）
➡ P91

骶骨
（第一至第五骶椎）
➡ P92

尾骨
（第一至第三、第四或第五尾椎）
➡ P92

第1章
骨学基础知识

第2章
上肢的骨

第3章
下肢的骨

第4章
躯干的骨

第5章
头部的骨

构成脊柱的椎骨种类和数量

- 颈椎：7块
- 胸椎：12块
- 腰椎：5块
- 骶骨：1块
（由5块骶椎愈合而成）
- 尾骨：1块
（由3~5块尾椎愈合而成）

胸廓骨的种类和数量

- 胸椎：12块
- 胸骨：1块
- 肋骨：12对

躯干的关节

包括胸肋关节、肋椎关节、寰枕关节、寰枢关节、椎间关节、椎体间关节和骶髂关节等。

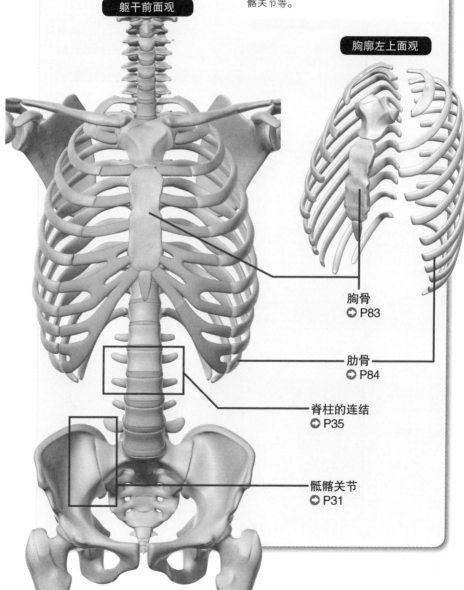

躯干前面观

胸廓左上面观

胸骨
➡ P83

肋骨
➡ P84

脊柱的连结
➡ P35

骶髂关节
➡ P31

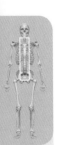

脊柱 vertebral column

位置和特征

脊柱即所谓的"背骨",是由各部分椎骨连接而成的柱状骨。脊柱上连颅骨,下连髋骨（ ➡ P58 ）。位于脊柱中央的胸椎（ ➡ P90 ）和肋骨（ ➡ P84 ）及胸骨（ ➡ P83 ）相连,形成胸廓（ ➡ P82 ）。

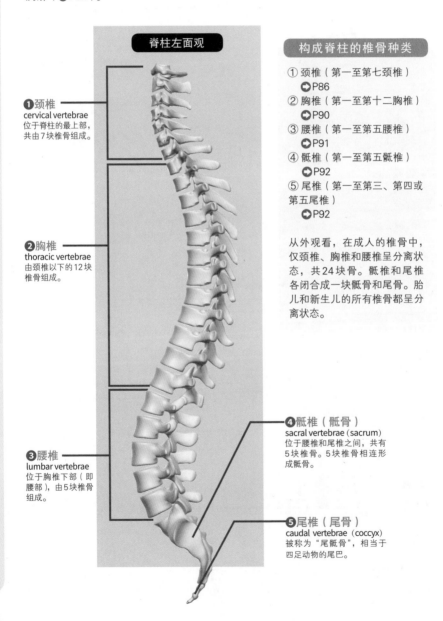

脊柱左面观

❶颈椎
cervical vertebrae
位于脊柱的最上部,
共由7块椎骨组成。

❷胸椎
thoracic vertebrae
由颈椎以下的12块
椎骨组成。

❸腰椎
lumbar vertebrae
位于胸椎下部（ 即
腰部 ）,由5块椎骨
组成。

❹骶椎（ 骶骨 ）
sacral vertebrae（sacrum）
位于腰椎和尾椎之间,共有
5块椎骨。5块椎骨相连形
成骶骨。

❺尾椎（ 尾骨 ）
caudal vertebrae（coccyx）
被称为"尾骶骨",相当于
四足动物的尾巴。

构成脊柱的椎骨种类

① 颈椎（第一至第七颈椎）
➡ P86
② 胸椎（第一至第十二胸椎）
➡ P90
③ 腰椎（第一至第五腰椎）
➡ P91
④ 骶椎（第一至第五骶椎）
➡ P92
⑤ 尾椎（第一至第三、第四或
第五尾椎）
➡ P92

从外观看, 在成人的椎骨中,仅颈椎、胸椎和腰椎呈分离状态, 共24块骨。骶椎和尾椎各闭合成一块骶骨和尾骨。胎儿和新生儿的所有椎骨都呈分离状态。

椎骨 vertebra

第1章
解剖基础知识

第2章
上肢的骨

第3章
下肢的骨

第4章
躯干的骨

第5章
头部的骨

附录

位置和特征

脊柱由32~34块椎骨构成，椎间盘把各椎骨连在一起。关于各部分椎骨的详细说明请参照后文（➡P86~93）。这里介绍椎骨的一般形状。椎骨由"椎体（❶）""椎弓（❷）"及3种共7个"突起（❹~❻、❿）"组成。

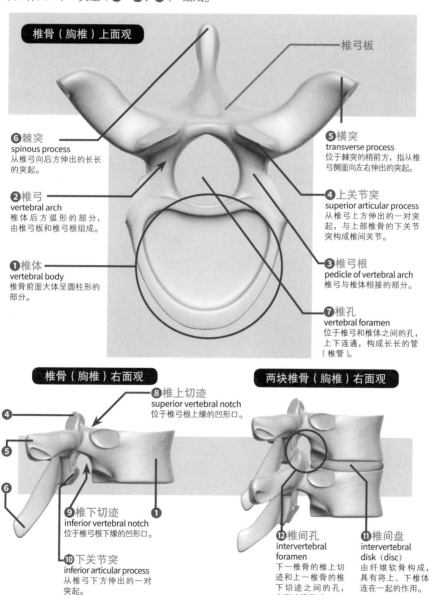

椎骨（胸椎）上面观

椎弓板

❻**棘突**
spinous process
从椎弓向后方伸出的长长的突起。

❷**椎弓**
vertebral arch
椎体后方弧形的部分，由椎弓板和椎弓根组成。

❶**椎体**
vertebral body
椎骨前面大体呈圆柱形的部分。

❺**横突**
transverse process
位于棘突的稍前方，指从椎弓侧面向左右伸出的突起。

❹**上关节突**
superior articular process
从椎弓上方伸出的一对突起，与上部椎骨的下关节突构成椎间关节。

❸**椎弓根**
pedicle of vertebral arch
椎弓与椎体相接的部分。

❼**椎孔**
vertebral foramen
位于椎弓和椎体之间的孔，上下连通，构成长长的管（椎管）。

椎骨（胸椎）右面观

❹
❺
❻

❽**椎上切迹**
superior vertebral notch
位于椎弓根上缘的凹形口。

❾**椎下切迹**
inferior vertebral notch
位于椎弓根下缘的凹形口。

❶

❿**下关节突**
inferior articular process
从椎弓下方伸出的一对突起。

两块椎骨（胸椎）右面观

⓬**椎间孔**
intervertebral foramen
下一椎骨的椎上切迹和上一椎骨的椎下切迹之间的孔，有脊神经通过。

⓫**椎间盘**
intervertebral disk（disc）
由纤维软骨构成，具有将上、下椎体连在一起的作用。

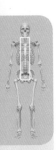

胸廓 thorax

位置和特征

胸廓位于躯干的上半部分，形如鸟笼状，内有心脏和肺等器官。胸廓由胸椎（●P90）、肋骨（●P84）和胸骨（●P83）构成。

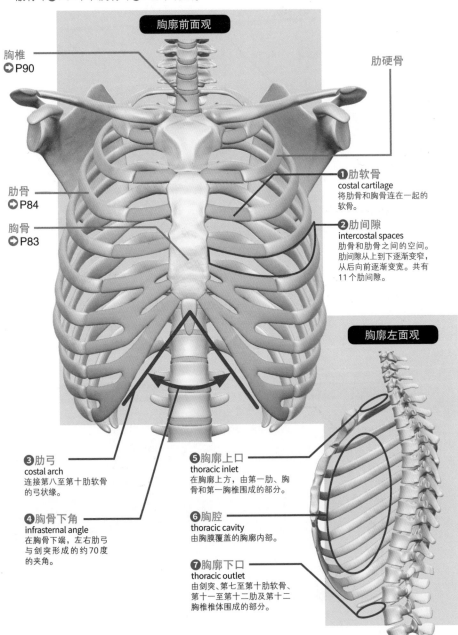

胸廓前面观

胸椎 ●P90

肋硬骨

肋骨 ●P84

胸骨 ●P83

❶**肋软骨**
costal cartilage
将肋骨和胸骨连在一起的软骨。

❷**肋间隙**
intercostal spaces
肋骨和肋骨之间的空间。肋间隙从上到下逐渐变窄，从后向前逐渐变宽。共有11个肋间隙。

胸廓左面观

❸**肋弓**
costal arch
连接第八至第十肋软骨的弓状缘。

❹**胸骨下角**
infrasternal angle
在胸骨下端，左右肋弓与剑突形成的约70度的夹角。

❺**胸廓上口**
thoracic inlet
在胸廓上方，由第一肋、胸骨和第一胸椎围成的部分。

❻**胸腔**
thoracic cavity
由胸膜覆盖的胸廓内部。

❼**胸廓下口**
thoracic outlet
由剑突、第七至第十肋软骨、第十一至第十二肋及第十二胸椎体围成的部分。

胸骨 sternum

位置和特征

进行心肺复苏时,按压的就是位于前胸部中央的胸骨的一部分。胸骨由"胸骨柄(❶)""胸骨体(❷)"和"剑突(❸)"组成。胸骨柄和胸骨体的结合部位叫作"胸骨角(❺)",平对第四至第五椎间盘;胸骨体和剑突的结合部位叫作"剑突胸骨关节(❻)",平对第九胸椎椎体。

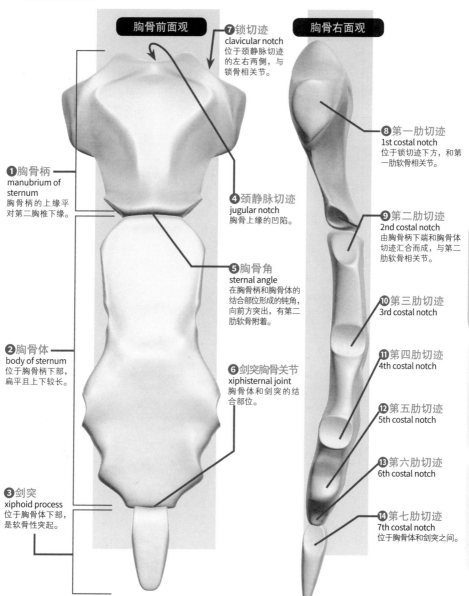

胸骨前面观

❼锁切迹
clavicular notch
位于颈静脉切迹的左右两侧,与锁骨相关节。

❶胸骨柄
manubrium of sternum
胸骨柄的上缘平对第二胸椎下缘。

❹颈静脉切迹
jugular notch
胸骨上缘的凹陷。

❺胸骨角
sternal angle
在胸骨柄和胸骨体的结合部位形成的钝角,向前方突出,有第二肋软骨附着。

❷胸骨体
body of sternum
位于胸骨柄下部,扁平且上下较长。

❻剑突胸骨关节
xiphisternal joint
胸骨体和剑突的结合部位。

❸剑突
xiphoid process
位于胸骨下部,是软骨性突起。

胸骨右面观

❽第一肋切迹
1st costal notch
位于锁切迹下方,和第一肋软骨相关节。

❾第二肋切迹
2nd costal notch
由胸骨柄下端和胸骨体切迹汇合而成,与第二肋软骨相关节。

❿第三肋切迹
3rd costal notch

⓫第四肋切迹
4th costal notch

⓬第五肋切迹
5th costal notch

⓭第六肋切迹
6th costal notch

⓮第七肋切迹
7th costal notch
位于胸骨体和剑突之间。

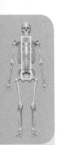

躯干的骨 ┈┈┈ ▼ 肋骨

肋骨 ribs

肋骨与胸骨（➡P83）和胸椎（➡P90）构成胸廓（➡P82）。若把胸廓比作鸟笼，肋骨就相当于骨架（或竹篾）。肋骨由"肋头（**5**）""肋体（**8**）""肋颈（**11**）"及"肋结节（**13**）"组成，呈弓形，属于扁骨，共12对。

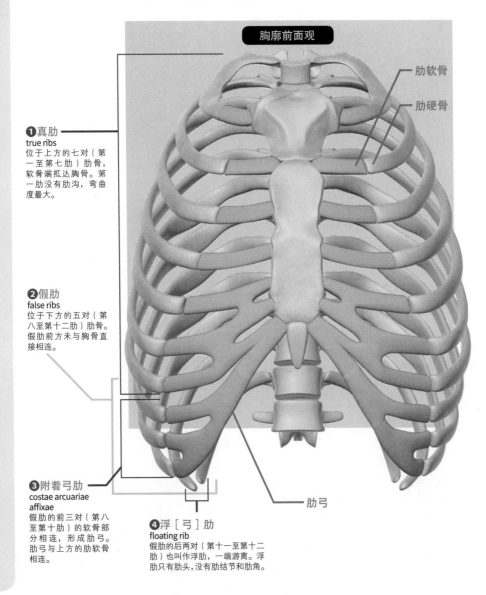

胸廓前面观

肋软骨

肋硬骨

❶真肋
true ribs
位于上方的七对（第一至第七肋）肋骨，软骨端抵达胸骨。第一肋没有肋沟，弯曲度最大。

❷假肋
false ribs
位于下方的五对（第八至第十二肋）肋骨。假肋前方未与胸骨直接相连。

❸附着弓肋
costae arcuariae affixae
假肋的前三对（第八至第十肋）的软骨部分相连，形成肋弓。肋弓与上方的肋软骨相连。

❹浮［弓］肋
floating rib
假肋的后两对（第十一至第十二肋）也叫作浮肋，一端游离。浮肋只有肋头，没有肋结节和肋角。

肋弓

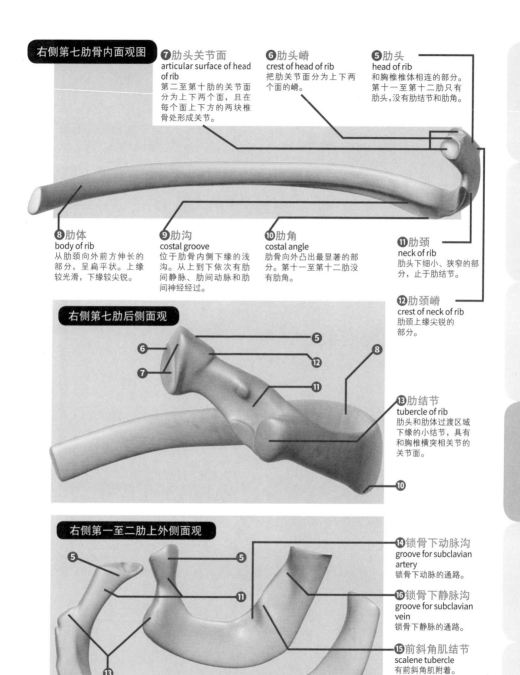

右侧第七肋骨内面观图

❼肋头关节面
articular surface of head of rib
第二至第十肋的关节面分为上下两个面，且在每个面上方的两块椎骨处形成关节。

❻肋头嵴
crest of head of rib
把肋关节面分为上下两个面的嵴。

❺肋头
head of rib
和胸椎椎体相连的部分。第十一至第十二肋只有肋头，没有肋结节和肋角。

❽肋体
body of rib
从肋颈向外前方伸长的部分，呈扁平状。上缘较光滑，下缘较尖锐。

❾肋沟
costal groove
位于肋骨内侧下缘的浅沟。从上到下依次有肋间静脉、肋间动脉和肋间神经经过。

❿肋角
costal angle
肋骨向外凸出最显著的部分。第十一至第十二肋没有肋角。

⓫肋颈
neck of rib
肋头下细小、狭窄的部分，止于肋结节。

⓬肋颈嵴
crest of neck of rib
肋颈上缘尖锐的部分。

右侧第七肋后侧面观

⓭肋结节
tubercle of rib
肋头和肋体过渡区域下缘的小结节，具有和胸椎横突相关节的关节面。

右侧第一至二肋上外侧面观

⓮锁骨下动脉沟
groove for subclavian artery
锁骨下动脉的通路。

⓰锁骨下静脉沟
groove for subclavian vein
锁骨下静脉的通路。

⓯前斜角肌结节
scalene tubercle
有前斜角肌附着。

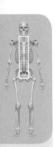
颈椎 cervical vertebrae

位置和特征

颈椎由脊柱上部的七块椎骨（即"颈骨"）构成。第一颈椎叫作寰椎，第二颈椎叫作枢椎（●P88~89），因寰椎和枢椎形状特殊，所以这里仅介绍除二者之外的第三至第七颈椎的一般形状。

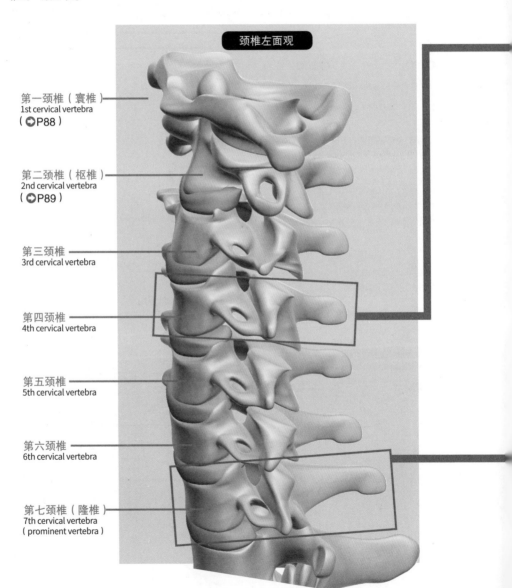

颈椎左面观

第一颈椎（寰椎）
1st cervical vertebra
（●P88）

第二颈椎（枢椎）
2nd cervical vertebra
（●P89）

第三颈椎
3rd cervical vertebra

第四颈椎
4th cervical vertebra

第五颈椎
5th cervical vertebra

第六颈椎
6th cervical vertebra

第七颈椎（隆椎）
7th cervical vertebra
（prominent vertebra）

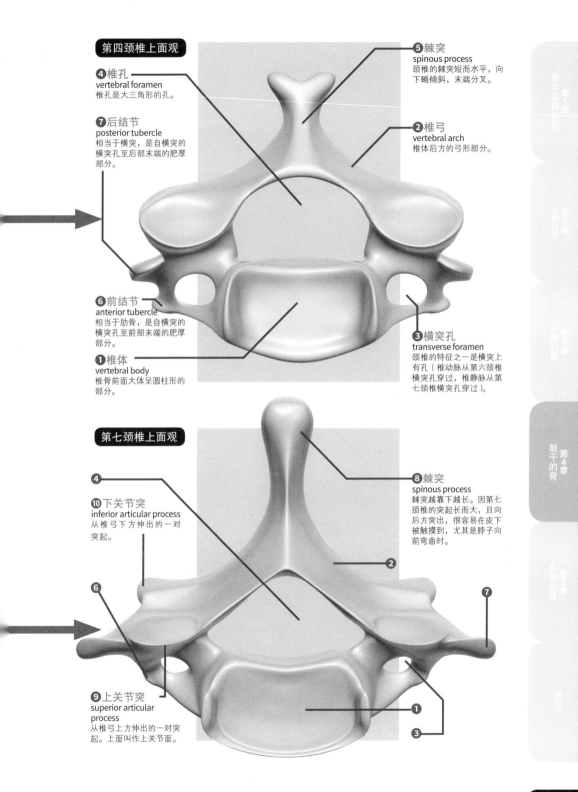

第四颈椎上面观

❹椎孔
vertebral foramen
椎孔是大三角形的孔。

❼后结节
posterior tubercle
相当于横突，是自横突的横突孔后部末端的肥厚部分。

❺棘突
spinous process
颈椎的棘突短而水平，向下略倾斜，末端分叉。

❷椎弓
vertebral arch
椎体后方的弓形部分。

❻前结节
anterior tubercle
相当于肋骨，是自横突的横突孔至前部末端的肥厚部分。

❶椎体
vertebral body
椎骨前面大体呈圆柱形的部分。

❸横突孔
transverse foramen
颈椎的特征之一是横突上有孔（椎动脉从第六颈椎横突孔穿过，椎静脉从第七颈椎横突孔穿过）。

第七颈椎上面观

❹

❿下关节突
inferior articular process
从椎弓下方伸出的一对突起。

❻

❽棘突
spinous process
棘突越靠下越长。因第七颈椎的突起长而大，且向后方突出，很容易在皮下被触摸到，尤其是脖子向前弯曲时。

❷

❼

❾上关节突
superior articular process
从椎弓上方伸出的一对突起。上面叫作上关节面。

❶

❸

寰椎（第一颈椎） atlas

位置和特征

寰椎是脊柱（→P80）最上方的椎骨，呈环形，没有一般椎骨中所包含的椎体和棘突，有大椎孔。

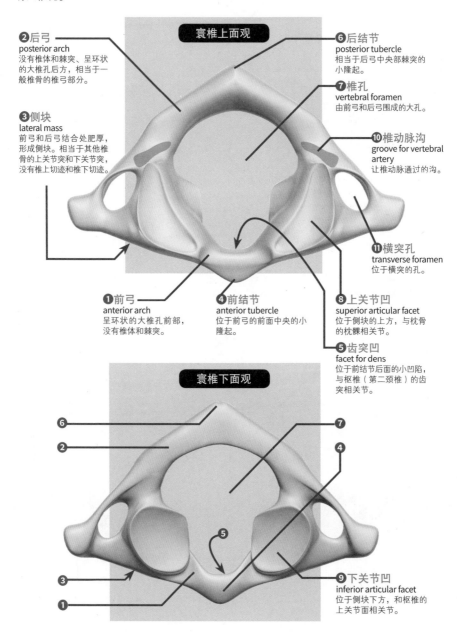

❷后弓
posterior arch
没有椎体和棘突、呈环状的大椎孔后方，相当于一般椎骨的椎弓部分。

❸侧块
lateral mass
前弓和后弓结合处肥厚，形成侧块。相当于其他椎骨的上关节突和下关节突，没有椎上切迹和椎下切迹。

❶前弓
anterior arch
呈环状的大椎孔前部，没有椎体和棘突。

❹前结节
anterior tubercle
位于前弓的前面中央的小隆起。

寰椎上面观

❻后结节
posterior tubercle
相当于后弓中央部棘突的小隆起。

❼椎孔
vertebral foramen
由前弓和后弓围成的大孔。

❿椎动脉沟
groove for vertebral artery
让椎动脉通过的沟。

⓫横突孔
transverse foramen
位于横突的孔。

❽上关节凹
superior articular facet
位于侧块的上方，与枕骨的枕髁相关节。

❺齿突凹
facet for dens
位于前结节后面的小凹陷，与枢椎（第二颈椎）的齿突相关节。

寰椎下面观

❾下关节凹
inferior articular facet
位于侧块下方，和枢椎的上关节面相关节。

枢椎（第二颈椎）axis

位置和特征

枢椎是脊柱上方第二块椎骨，和寰椎一样，它和其他椎骨的形状不同。其特征是有较大的突起"齿突（❹）"。

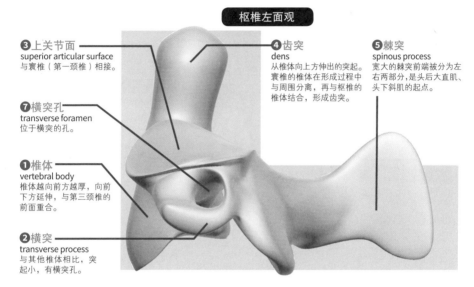

枢椎左面观

❸ **上关节面**
superior articular surface
与寰椎（第一颈椎）相接。

❼ **横突孔**
transverse foramen
位于横突的孔。

❶ **椎体**
vertebral body
椎体越向前方越厚，向前下方延伸，与第三颈椎的前面重合。

❷ **横突**
transverse process
与其他椎体相比，突起小，有横突孔。

❹ **齿突**
dens
从椎体向上方伸出的突起。寰椎的椎体在形成过程中与周围分离，再与枢椎的椎体结合，形成齿突。

❺ **棘突**
spinous process
宽大的棘突前端被分为左右两部分，是头后大直肌、头下斜肌的起点。

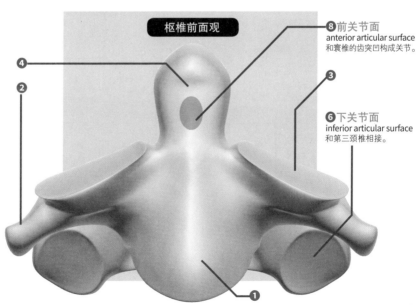

枢椎前面观

❹

❷

❽ **前关节面**
anterior articular surface
和寰椎的齿突凹构成关节。

❸

❻ **下关节面**
inferior articular surface
和第三颈椎相接。

❶

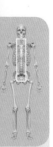

胸椎 thoracic vertebrae

位置和特征

胸椎是位于颈椎以下的12块椎骨，形状和椎骨的一般形状大体相同。在椎体侧面有和肋骨（●P84）相关节的小关节面"肋凹（❷）"，但需注意的是各胸椎和肋骨相关节的状态不尽相同。

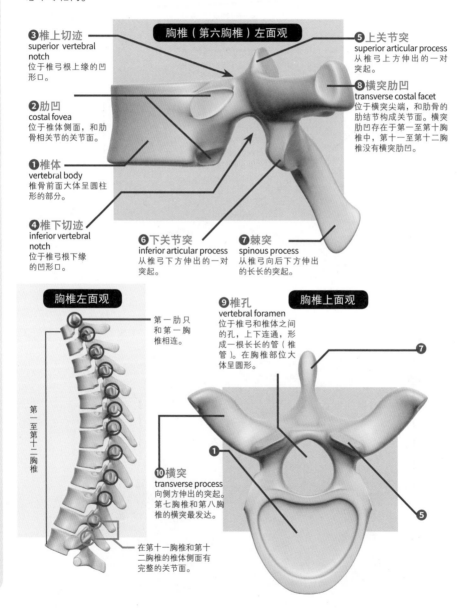

胸椎（第六胸椎）左面观

❸椎上切迹
superior vertebral notch
位于椎弓根上缘的凹形口。

❷肋凹
costal fovea
位于椎体侧面，和肋骨相关节的关节面。

❶椎体
vertebral body
椎骨前面大体呈圆柱形的部分。

❹椎下切迹
inferior vertebral notch
位于椎弓根下缘的凹形口。

❻下关节突
inferior articular process
从椎弓下方伸出的一对突起。

❼棘突
spinous process
从椎弓向后下方伸出的长长的突起。

❺上关节突
superior articular process
从椎弓上方伸出的一对突起。

❽横突肋凹
transverse costal facet
位于横突尖端，和肋骨的肋结节构成关节面。横突肋凹存在于第一至第十胸椎中，第十一至第十二胸椎没有横突肋凹。

胸椎左面观

第一肋只和第一胸椎相连。

第一至第十二胸椎

在第十一胸椎和第十二胸椎的椎体侧面有完整的关节面。

胸椎上面观

❾椎孔
vertebral foramen
位于椎弓和椎体之间的孔，上下连通，形成一根长长的管（椎管）。在胸椎部位大体呈圆形。

❿横突
transverse process
向侧方伸出的突起。第七胸椎和第八胸椎的横突最发达。

腰椎 lumbar vertebrae

位置和特征

腰椎是位于胸椎（●P90）下方（即腰部）的 5 块椎骨，是椎骨中最大的骨。因为腰椎不像胸椎那样有肋骨支撑，所以结构非常不稳定。在力学方面，腰椎是主要的负重部位。

腰椎上面观

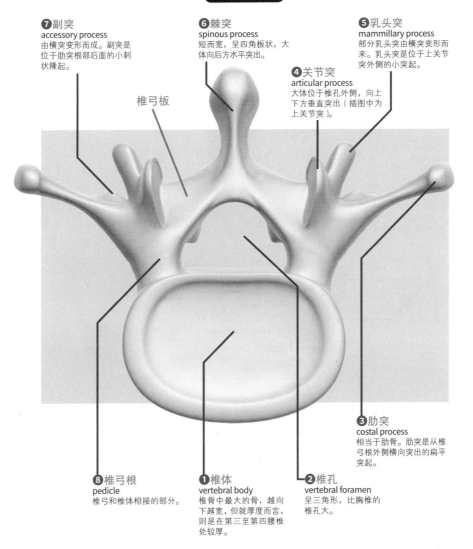

⑦副突
accessory process
由横突变形而成。副突是位于肋突根部后面的小刺状隆起。

椎弓板

⑥棘突
spinous process
短而宽，呈四角板板状，大体向后方水平突出。

④关节突
articular process
大体位于椎孔外侧，向上下方垂直突出（插图中为上关节突）。

⑤乳头突
mammillary process
部分乳头突由横突变形而来。乳头突是位于上关节突外侧的小突起。

③肋突
costal process
相当于肋骨。肋突是从椎弓根外侧横向突出的扁平突起。

⑧椎弓根
pedicle
椎弓和椎体相接的部分。

①椎体
vertebral body
椎骨中最大的骨，越向下越宽，但就厚度而言，则是在第三至第四腰椎处较厚。

②椎孔
vertebral foramen
呈三角形，比胸椎的椎孔大。

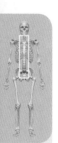

骶骨 sacrum 和尾骨 coccyx

位置和特征

骶骨是位于脊柱（●P80）最下方的椎骨之一。骶骨位于"腰骨"下方，呈倒三角形，由五块骶椎和附属的肋骨片及韧带愈合而成。与男性相比，女性的骶骨较宽。尾骨是叫作"尾椎骨"的椎骨，四足行走的动物的尾骨以尾巴的形式存在。

骶骨和尾骨前面观

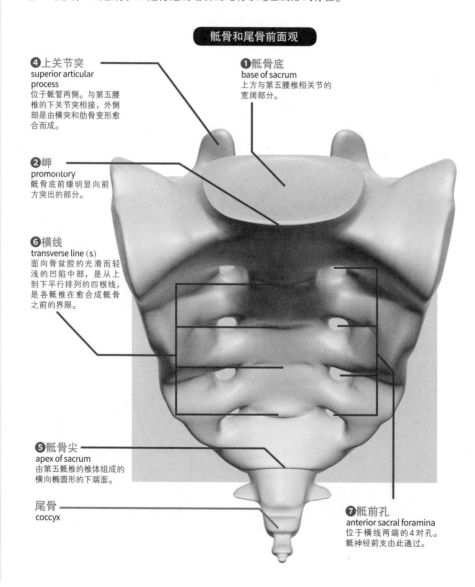

❹上关节突
superior articular process
位于骶管两侧。与第五腰椎的下关节突相接，外侧部是由横突和肋骨变形愈合而成。

❷岬
promontory
骶骨底前缘明显向前方突出的部分。

❻横线
transverse line（s）
面向骨盆腔的光滑而轻浅的凹陷中部，是从上到下平行排列的四根线，是各骶椎在愈合成骶骨之前的界限。

❶骶骨底
base of sacrum
上方与第五腰椎相关节的宽阔部分。

❺骶骨尖
apex of sacrum
由第五骶椎的椎体组成的横向椭圆形的下端面。

尾骨
coccyx

❼骶前孔
anterior sacral foramina
位于横线两端的4对孔。骶神经前支由此通过。

第1章
骨学基础知识

第2章
上肢的骨

第3章
下肢的骨

第4章
躯干的骨

第5章
头部的骨

附录

尾骨的愈合

尾骨位于脊柱下端，一般由3~5块小尾椎组成，小孩的尾骨以一块块椎骨的形式呈分离状态存在，但成人的各尾骨及骶骨都已愈合。

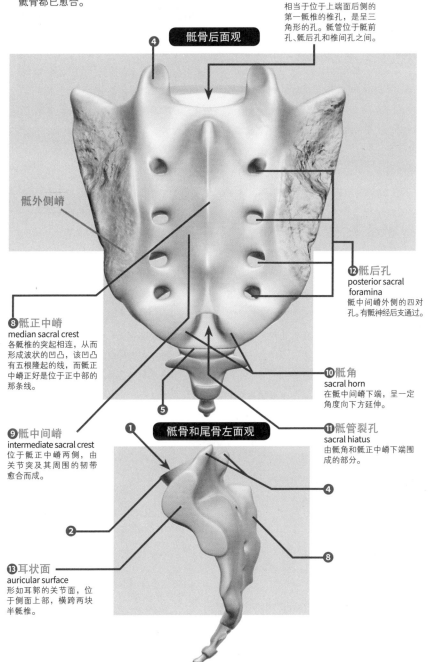

骶骨后面观

骶骨和尾骨左面观

❸**骶管**
sacral canal
相当于位于上端面后侧的第一骶椎的椎孔，是呈三角形的孔。骶管位于骶前孔、骶后孔和椎间孔之间。

骶外侧嵴

❽**骶正中嵴**
median sacral crest
各骶椎的突起相连，从而形成波状的凹凸，该凹凸有五根隆起的线，而骶正中嵴正好是位于正中部的那条线。

❾**骶中间嵴**
intermediate sacral crest
位于骶正中嵴两侧，由关节突及其周围的韧带愈合而成。

⓬**骶后孔**
posterior sacral foramina
骶中间嵴外侧的四对孔。有骶神经后支通过。

❿**骶角**
sacral horn
在骶中间嵴下端，呈一定角度向下方延伸。

⓫**骶管裂孔**
sacral hiatus
由骶角和骶正中嵴下端围成的部分。

⓭**耳状面**
auricular surface
形如耳郭的关节面，位于侧面上部，横跨两块半骶椎。

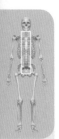

专栏

闪腰与骨折

闪腰

"闪腰"是一个日常生活中常常提到的词，常与腰痛相联系。在欧洲，也有类似的表达"魔女的一击（Hexenschuss）"。所谓闪腰，即在做某一动作的瞬间感觉腰痛，临床表现为急性腰痛，所以，闪腰是症状学的描述。闪腰的原因多种多样，椎弓根断裂、肌肉筋膜损伤、椎间盘疾病等均可导致腰痛。

腰椎间盘突出是导致闪腰的最常见的疾病。托举重物或脊柱从前屈位到伸展位时，椎间盘损伤，髓核脱出，导致腰痛或下肢疼痛。椎间盘位于椎骨之间，越靠下的椎间盘承受的压力越大，而且腰椎过度屈伸和环转会增加椎间盘的负担，导致纤维环后方断裂，髓核从损伤的纤维环处向后方脱出，即腰椎间盘突出。

但是，不同年龄人群的腰椎间盘脱出存在差异。年轻人的腰椎间盘脱出为髓核脱出，而老年人多为整个椎间盘成块脱出，从而产生神经根压迫症状。以前曾有一种说法"老年人的椎间盘缺乏水分，不会脱出"，但这种说法已被证实是错误的。

骨折

老年人骨折，尤其是躯干和下肢的骨折易导致长期卧床。其中，股骨颈骨折最为常见，多发生于跌倒时摔屁墩（导致老年人外伤的最常见的情况）。如果跌倒后臀部疼痛或无法站立，则较有可能发生了股骨颈骨折。

另外，老年人跌倒还容易导致脊柱骨折，通常为椎体压缩性骨折。跌坐于地面时，躯干多呈弯曲姿势，椎体受压导致损伤。若跌倒后脊背部疼痛（多为胸腰部），则很可能发生了椎体压缩性骨折。骨质疏松是老年人易发生椎体压缩性骨折的常见原因之一。

最近，康复医学中增设了老年人防跌倒项目，旨在改善环境，减少跌倒危险因素；提高老年人身体素质，预防跌倒。跌倒事故不仅仅发生在陌生或特殊的环境中。有报告显示，老年人跌倒事故多发生在客厅和卧室等经常活动的区域，所以，即使是在已经非常熟悉的日常生活环境中也不能掉以轻心。

Skull

第 5 章

头部的骨

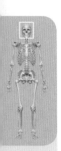

头部的骨

头部的骨被称为颅骨,位于脊柱上端,分为脑颅骨和面颅骨两种(➡P96)。有左右成对出现的骨,也有单个出现的骨,共计15种,23块骨。只有下颌骨和舌骨可以活动。

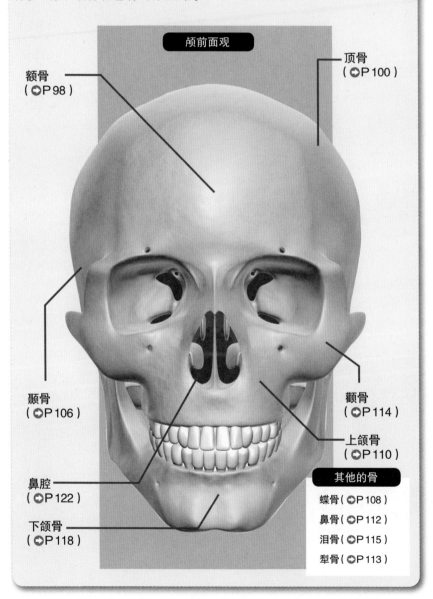

颅前面观

额骨
(➡P98)

顶骨
(➡P100)

颧骨
(➡P106)

颞骨
(➡P114)

上颌骨
(➡P110)

鼻腔
(➡P122)

下颌骨
(➡P118)

其他的骨

蝶骨(➡P108)

鼻骨(➡P112)

泪骨(➡P115)

犁骨(➡P113)

- 额骨：1块（单个）
- 顶骨：2块（成对）
- 枕骨：1块（单个）
- 颞骨：2块（成对）
- 蝶骨：1块（单个）
- 筛骨：1块（单个）

面颅骨的种类和数量

- 鼻骨：2块（成对）
- 犁骨：1块（单个）
- 泪骨：2块（成对）
- 下鼻甲：2块（成对）
- 上颌骨：2块（成对）
- 颧骨：2块（成对）
- 腭骨：2块（成对）
- 下颌骨：1块（单个）
- 舌骨：1块（单个）

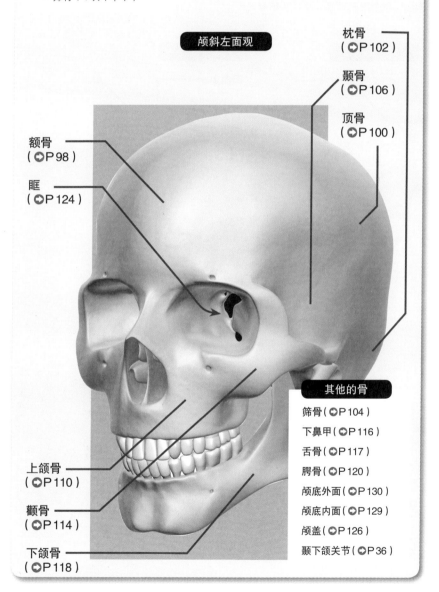

颅斜左面观

枕骨
（➡P102）

颞骨
（➡P106）

顶骨
（➡P100）

额骨
（➡P98）

眶
（➡P124）

其他的骨

筛骨（➡P104）

下鼻甲（➡P116）

舌骨（➡P117）

腭骨（➡P120）

颅底外面（➡P130）

颅底内面（➡P129）

颅盖（➡P126）

颞下颌关节（➡P36）

上颌骨
（➡P110）

颧骨
（➡P114）

下颌骨
（➡P118）

第5章
头部的骨

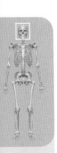

额骨 frontal bone

位置和特征

额骨构成脑颅的前壁，后方与顶骨（●P100）、蝶骨（●P108）相接，下方与颧骨（●P114）、蝶骨、筛骨（●P104）、泪骨（●P115）、上颌骨（●P110）和鼻骨（●P112）相接。额骨分为额鳞、眶部和鼻部三部分。

颅前面观

额骨

额骨前面观

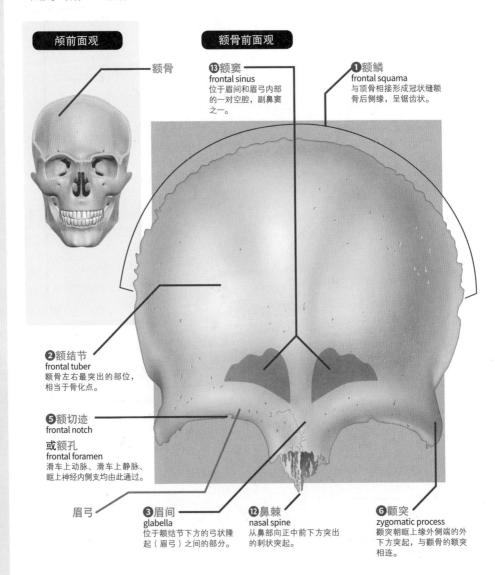

⑬额窦
frontal sinus
位于眉间和眉弓内部的一对空腔，副鼻窦之一。

①额鳞
frontal squama
与顶骨相接形成冠状缝额骨后侧缘，呈锯齿状。

②额结节
frontal tuber
额骨左右最突出的部位，相当于骨化点。

⑤额切迹
frontal notch
或额孔
frontal foramen
滑车上动脉、滑车上静脉、眶上神经内侧支均由此通过。

眉弓

③眉间
glabella
位于额结节下方的弓状隆起（眉弓）之间的部分。

⑫鼻棘
nasal spine
从鼻部向正中前下方突出的刺状突起。

⑥颧突
zygomatic process
颧突朝眶上缘外侧端的外下方突起，与颧骨的额突相连。

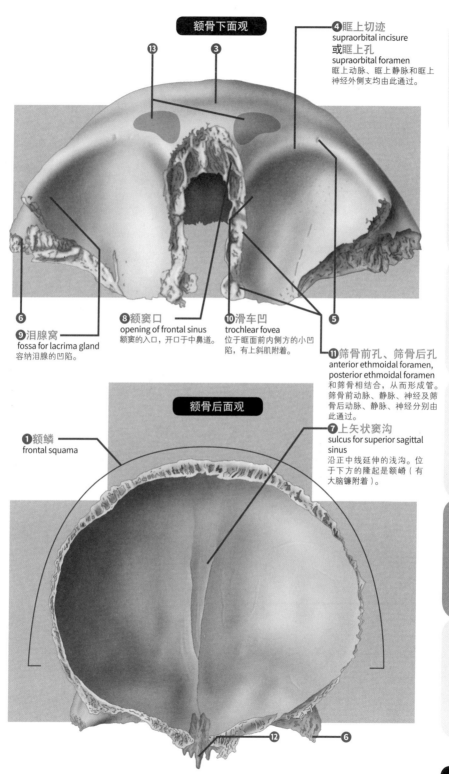

④眶上切迹
supraorbital incisure
或眶上孔
supraorbital foramen
眶上动脉、眶上静脉和眶上
神经外侧支均由此通过。

⑥泪腺窝
fossa for lacrima gland
容纳泪腺的凹陷。

⑧额窦口
opening of frontal sinus
额窦的入口，开口于中鼻道。

⑩滑车凹
trochlear fovea
位于眶面前内侧方的小凹
陷，有上斜肌附着。

⑪筛骨前孔、筛骨后孔
anterior ethmoidal foramen,
posterior ethmoidal foramen
和筛骨相结合，从而形成管。
筛骨前动脉、静脉、神经及筛
骨后动脉、静脉、神经分别由
此通过。

⑦上矢状窦沟
sulcus for superior sagittal
sinus
沿正中线延伸的浅沟。位
于下方的隆起是额嵴（有
大脑镰附着）。

①额鳞
frontal squama

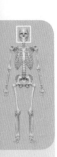

顶骨 parietal bone

位置和特征

顶骨属于扁骨，构成脑颅的盖。与对侧的顶骨连接形成矢状缝（关于缝的相关介绍➡
P20、P126），与额骨（➡P98）形成冠状缝，与枕骨（➡P102）形成人字缝。而且，
顶骨下缘前部与蝶骨（➡P108）、中后部与颞骨连接形成鳞状缝。

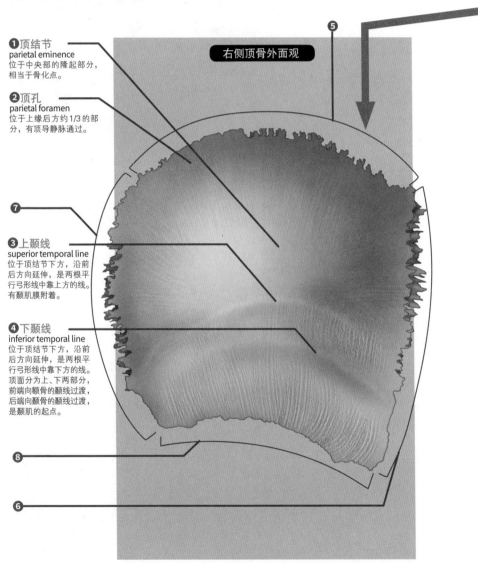

右侧顶骨外面观

❶顶结节
parietal eminence
位于中央部的隆起部分，
相当于骨化点。

❷顶孔
parietal foramen
位于上缘后方约1/3的部
分，有顶导静脉通过。

❸上颞线
superior temporal line
位于顶结节下方，沿前
后方向延伸，是两根平
行弓形线中靠上方的线。
有颞肌膜附着。

❹下颞线
inferior temporal line
位于顶结节下方，沿前
后方向延伸，是两根平
行弓形线中靠下方的线。
顶面分为上、下两部分，
前端向额骨的颞线过渡，
后端向颞骨的颞线过渡，
是颞肌的起点。

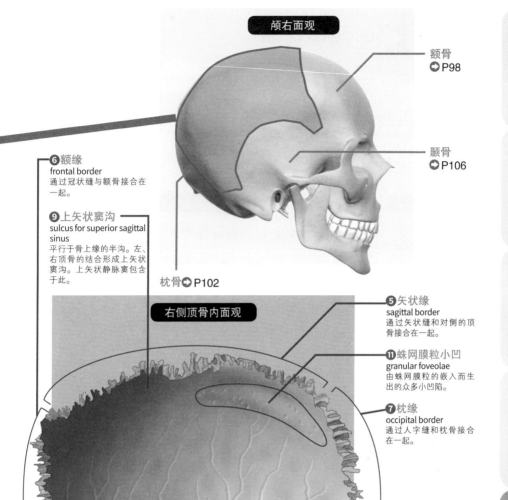

颅右面观

额骨
➡P98

颞骨
➡P106

❻额缘
frontal border
通过冠状缝与额骨接合在一起。

❾上矢状窦沟
sulcus for superior sagittal sinus
平行于骨上缘的半沟。左、右顶骨的结合形成上矢状窦沟。上矢状静脉窦包含于此。

枕骨➡P102

右侧顶骨内面观

❺矢状缘
sagittal border
通过矢状缝和对侧的顶骨接合在一起。

⓫蛛网膜粒小凹
granular foveolae
由蛛网膜粒的嵌入而生出的众多小凹陷。

❼枕缘
occipital border
通过人字缝和枕骨接合在一起。

❿动脉沟
arterial grooves
容纳脑膜中动脉的沟。

❽鳞缘
squamous border
下缘前部与蝶骨相接，中后部与颞骨相接（鳞状缝）。

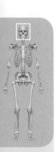

枕骨 occipital bone

位置和特征

枕骨构成颅的后下部，和第一颈椎（寰椎）（●P88）形成关节。具有大椭圆形孔（枕骨大孔或大孔），和椎管、颅腔相通。延髓、椎动脉、椎静脉、副神经、脊髓动脉和静脉、椎静脉丛和第一颈神经均由此通过。前方与蝶骨（●P108）相接，侧面与颞骨（●P106）岩部相接，上方与顶骨（●P100）相接。从胚胎学上来讲，枕骨分为基底部、侧部和枕鳞三部分。

颅后面观

顶骨 ●P100
颞骨 ●P106
枕骨

枕骨后下面观

❽枕外隆凸
external occipital
protuberance
位于中央部的大隆起。

❾枕外嵴
external occipital crest
从枕外隆凸向大孔延伸的线状隆起。有项韧带附着。

⓬下项线
inferior nuchal line
位于上项线下方，并与上项线平行，下项线是从枕外嵴中央部向侧方延伸的弓状线。

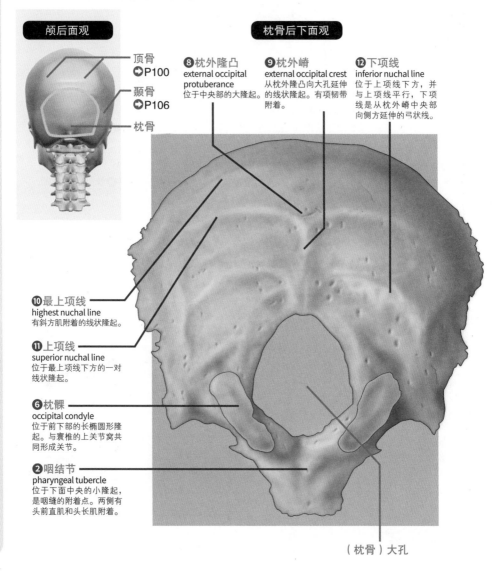

❿最上项线
highest nuchal line
有斜方肌附着的线状隆起。

⓫上项线
superior nuchal line
位于最上项线下方的一对线状隆起。

❻枕髁
occipital condyle
位于前下部的长椭圆形隆起。与寰椎的上关节窝共同形成关节。

❷咽结节
pharyngeal tubercle
位于下面中央的小隆起，是咽缝的附着点。两侧有头前直肌和头长肌附着。

（枕骨）大孔

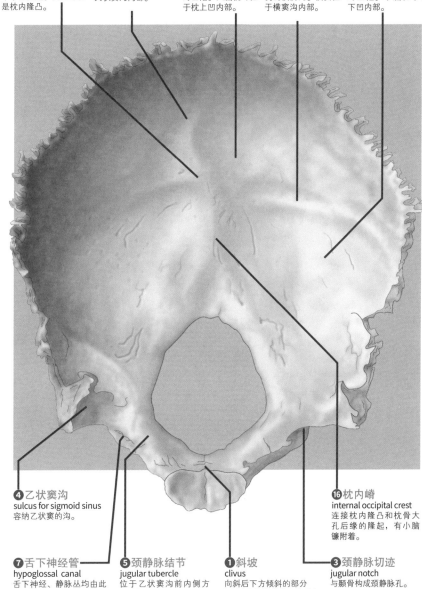

⑬十字隆起
eminentia cruciformis
十字形隆起。交叉部位是枕内隆凸。

⑭上矢状窦沟
sulcus for superior sagittal sinus
十字隆起的上脚沟。上矢状静脉窦位于上矢状窦沟内部。

⑰枕上凹
superior occipital fossa
以十字隆起为界，枕上凹是位于上部的一对凹陷。大脑枕叶位于枕上凹内部。

⑮横窦沟
sulcus for transverse sinus
位于十字隆起左右两侧的横脚沟。横窦位于横窦沟内部。

⑱枕下凹
inferior occipital fossa
以十字隆起为界，枕下凹是位于下部的一对凹陷。小脑位于枕下凹内部。

④乙状窦沟
sulcus for sigmoid sinus
容纳乙状窦的沟。

⑯枕内嵴
internal occipital crest
连接枕内隆凸和枕骨大孔后缘的隆起，有小脑镰附着。

⑦舌下神经管
hypoglossal canal
舌下神经、静脉丛均由此通过。舌下神经管是位于枕髁前外侧的较大孔。

⑤颈静脉结节
jugular tubercle
位于乙状窦沟前内侧方的隆起。

①斜坡
clivus
向斜后下方倾斜的部分（和蝶骨的鞍背共同构成）。脑桥和延髓位于此。

③颈静脉切迹
jugular notch
与颞骨构成颈静脉孔。

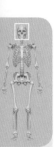

筛骨 ethmoid bone

位置和特征

筛骨在两侧额骨（➡P98）的筛骨切迹之间，位于颅前窝的中央，是鼻腔（➡P122）及眶（➡P124）壁的组成部分，内部具有很多含气空腔。筛骨分为筛板（❶）、垂直板（❸）及筛骨迷路（❹）三部分。

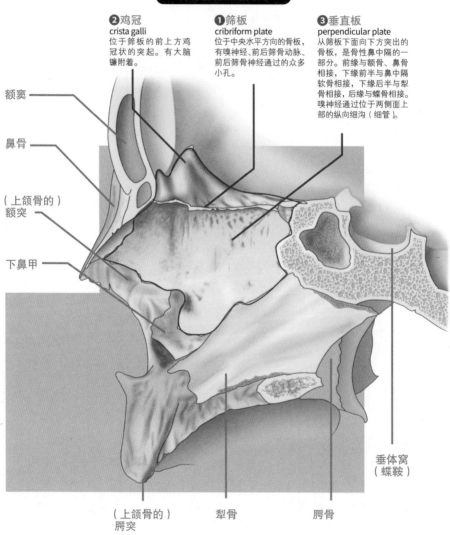

筛骨垂直板左面观

❷鸡冠
crista galli
位于筛板的前上方鸡冠状的突起。有大脑镰附着。

❶筛板
cribriform plate
位于中央水平方向的骨板，有嗅神经、前后筛骨动脉、前后筛骨神经通过的众多小孔。

❸垂直板
perpendicular plate
从筛板下面向下方突出的骨板，是骨性鼻中隔的一部分。前缘与额骨、鼻骨相接，下缘前半与鼻中隔软骨相接，下缘后半与犁骨相接，后缘与蝶骨相接。嗅神经通过位于两侧面上部的纵向细沟（细管）。

额窦

鼻骨

（上颌骨的）额突

下鼻甲

垂体窝（蝶鞍）

（上颌骨的）腭突

犁骨

腭骨

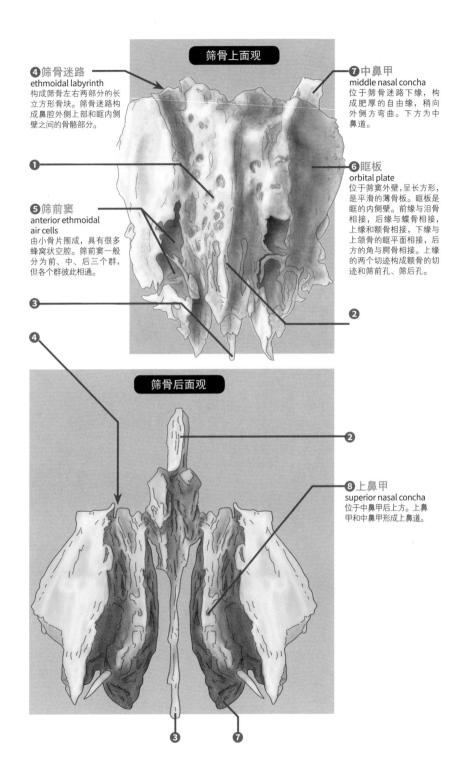

筛骨上面观

❹筛骨迷路
ethmoidal labyrinth
构成筛骨左右两部分的长立方形骨块。筛骨迷路构成鼻腔外侧上部和眶内侧壁之间的骨骼部分。

❼中鼻甲
middle nasal concha
位于筛骨迷路下缘，构成肥厚的自由缘，稍向外侧方弯曲。下方为中鼻道。

❻眶板
orbital plate
位于筛窦外壁，呈长方形，是平滑的薄骨板。眶板是眶的内侧壁。前缘与泪骨相接，后缘与蝶骨相接，上缘和额骨相接，下缘与上颌骨的眶平面相接，后方的角与腭骨相接。上缘的两个切迹构成额骨的切迹和筛前孔、筛后孔。

❺筛前窦
anterior ethmoidal air cells
由小骨片围成，具有很多蜂窝状空腔。筛前窦一般分为前、中、后三个群，但各个群彼此相通。

筛骨后面观

❽上鼻甲
superior nasal concha
位于中鼻甲后上方。上鼻甲和中鼻甲形成上鼻道。

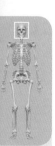
颞骨 temporal bone

位置和特征

颞骨构成脑颅的外侧壁以及部分颅底，是位于蝶骨（➡P108）、顶骨（➡P100）及枕骨（➡P102）之间的一对骨。从胚胎学上来讲，颞骨由四块骨愈合而成，分为鳞部、岩部（岩部乳突部）和鼓部三部分。

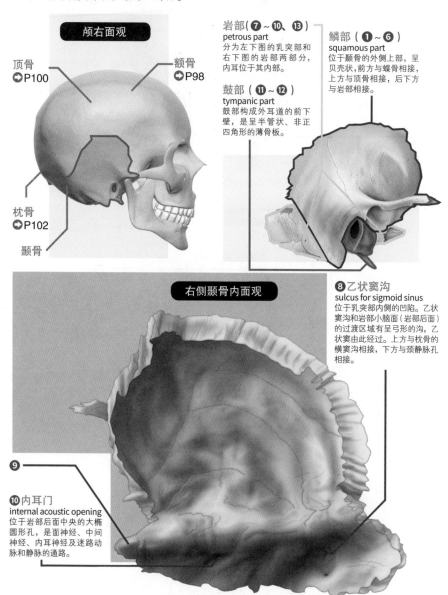

颅右面观

顶骨
➡P100

额骨
➡P98

枕骨
➡P102

颞骨

岩部（❼～❿、⓭）
petrous part
分为左下图的乳突部和右下图的岩部两部分，内耳位于其内部。

鼓部（⓫～⓬）
tympanic part
鼓部构成外耳道的前下壁，是呈半管状、非正四角形的薄骨板。

鳞部（❶～❻）
squamous part
位于颞骨的外侧上部，呈贝壳状，前方与蝶骨相接，上方与顶骨相接，后下方与岩部相接。

右侧颞骨内面观

❽乙状窦沟
sulcus for sigmoid sinus
位于乳突部内侧的凹陷。乙状窦沟和岩部小脑面（岩部后面）的过渡区域有呈弓形的沟，乙状窦由此经过。上方与枕骨的横窦沟相接，下方与颈静脉孔相接。

❾

❿内耳门
internal acoustic opening
位于岩部后面中央的大椭圆形孔，是面神经、中间神经、内耳神经及迷路动脉和静脉的通路。

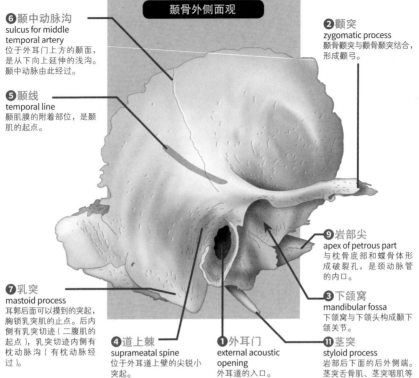

颞骨外侧面观

❻颞中动脉沟
sulcus for middle
temporal artery
位于外耳门上方的颞面，
是从下向上延伸的浅沟。
颞中动脉由此经过。

❺颞线
temporal line
颞肌膜的附着部位，是颞
肌的起点。

❼乳突
mastoid process
耳郭后面可以摸到的突起，
胸锁乳突肌的止点。后内
侧有乳突切迹（二腹肌的
起点），乳突切迹内侧有
枕动脉沟（有枕动脉经
过）。

❹道上棘
suprameatal spine
位于外耳道上壁的尖锐小
突起。

❶外耳门
external acoustic
opening
外耳道的入口。

❷颧突
zygomatic process
颞骨颧突与颧骨颞突结合，
形成颧弓。

❾岩部尖
apex of petrous part
与枕骨底部和蝶骨体形
成破裂孔，是颈动脉管
的内口。

❸下颌窝
mandibular fossa
下颌窝与下颌头构成颞下
颌关节。

⓫茎突
styloid process
岩部后下面的后外侧端。
茎突舌骨肌、茎突咽肌等
的起点。

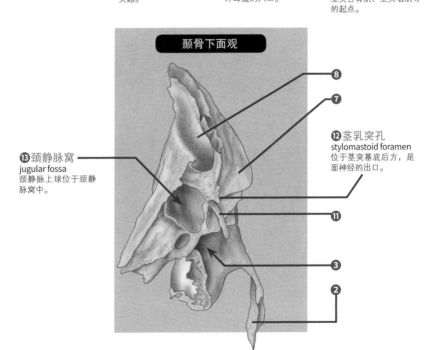

颞骨下面观

⓭颈静脉窝
jugular fossa
颈静脉上球位于颈静
脉窝中。

⓬茎乳突孔
stylomastoid foramen
位于茎突基底后方，是
面神经的出口。

8

7

11

3

2

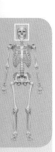
蝶骨 sphenoid bone

位置和特征

蝶骨位于颅底中央部,有各种各样血管和神经通过。蝶骨分为体（❶~❻）、大翼（❼~⓫）、小翼（⓬）及翼突（⓭~⓯）四部分。(左右两侧的大翼和小翼共有6个突起。)

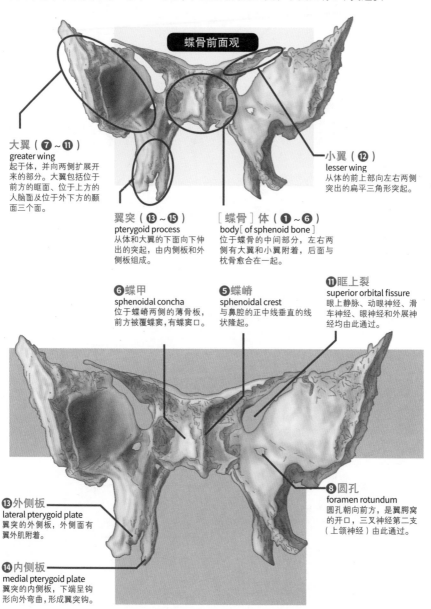

蝶骨前面观

大翼（❼~⓫）
greater wing
起自体,并向两侧扩展开来的部分。大翼包括位于前方的眶面、位于上方的人脑面及位于外下方的颞面三个面。

小翼（⓬）
lesser wing
从体的前上部向左右两侧突出的扁平三角形突起。

翼突（⓭~⓯）
pterygoid process
从体和大翼的下面向下伸出的突起,由内侧板和外侧板组成。

［蝶骨］体（❶~❻）
body[of sphenoid bone]
位于蝶骨的中间部分,左右两侧有大翼和小翼附着,后面与枕骨愈合在一起。

❻蝶甲
sphenoidal concha
位于蝶嵴两侧的薄骨板,前方被覆蝶窦,有蝶窦口。

❺蝶嵴
sphenoidal crest
与鼻腔的正中线垂直的线状隆起。

⓫眶上裂
superior orbital fissure
眼上静脉、动眼神经、滑车神经、眼神经和外展神经均由此通过。

⓭外侧板
lateral pterygoid plate
翼突的外侧板,外侧面有翼外肌附着。

⓮内侧板
medial pterygoid plate
翼突的内侧板,下端呈钩形向外弯曲,形成翼突钩。

❽圆孔
foramen rotundum
圆孔朝向前方,是翼腭窝的开口,三叉神经第二支（上颌神经）由此通过。

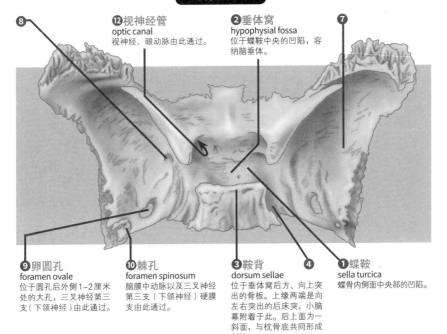

蝶骨上面观

⑫视神经管
optic canal
视神经、眼动脉由此通过。

❷垂体窝
hypophysial fossa
位于蝶鞍中央的凹陷，容纳脑垂体。

⑨卵圆孔
foramen ovale
位于圆孔后外侧1~2厘米处的大孔，三叉神经第三支（下颌神经）由此通过。

⑩棘孔
foramen spinosum
脑膜中动脉以及三叉神经第三支（下颌神经）硬膜支由此通过。

❸鞍背
dorsum sellae
位于垂体窝后方、向上突出的骨板。上缘两端是向左右突出的后床突，小脑幕附着于此。后上面为一斜面，与枕骨底共同形成斜坡。

❶蝶鞍
sella turcica
蝶骨内侧面中央部的凹陷。

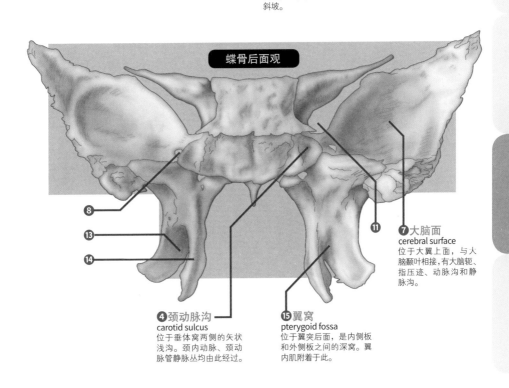

蝶骨后面观

❹颈动脉沟
carotid sulcus
位于垂体窝两侧的矢状浅沟。颈内动脉、颈动脉管静脉丛均由此经过。

⑮翼窝
pterygoid fossa
位于翼突后面，是内侧板和外侧板之间的深窝。翼内肌附着于此。

❼大脑面
cerebral surface
位于大翼上面，与大脑颞叶相接，有大脑轭、指压迹、动脉沟和静脉沟。

第5章
头部的骨

109

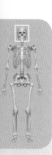

上颌骨 maxilla

位置和特征

上颌骨是成对的骨，是面部的主要组成部分，构成眶（➡P124）底、鼻腔（➡P122）侧壁、鼻腔底以及口腔盖。上颌骨由上颌体（❶）以及额突（❼）、颧突（❽）、腭突（❾）、牙槽突（⓬）四个突起组成。

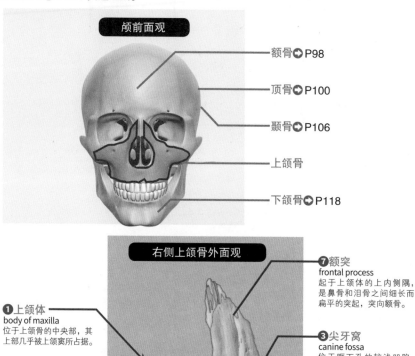

颅前面观

- 额骨➡P98
- 顶骨➡P100
- 颧骨➡P106
- 上颌骨
- 下颌骨➡P118

右侧上颌骨外面观

❼额突
frontal process
起于上颌体的上内侧隅，是鼻骨和泪骨之间细长而扁平的突起，突向额骨。

❶上颌体
body of maxilla
位于上颌骨的中央部，其上部几乎被上颌窦所占据。

❸尖牙窝
canine fossa
位于眶下孔的较浅凹陷。口角提肌的起点。

❷眶下孔
infraorbital foramen
位于眶下缘下方的孔，眶下动脉、眶下静脉和眶下神经由此通过。

❹鼻切迹
nasal notch
向前内侧弯曲，左右两侧的鼻切迹相连形成梨状孔。

❽颧突
zygomatic process
从上颌体的外侧上角向前外侧突出的短粗突起，与颧骨相接。

⓫鼻前棘
anterior nasal spine
位于鼻嵴前半部，向面部突出。

⓭牙槽轭
juga alveolaria
在牙槽突的外面形成牙槽隆起，在犬牙处最为显著，切牙次之。

⓬牙槽突
alveolar process
位于上颌体下部，与牙齿相连，向后方形成马蹄形突起。

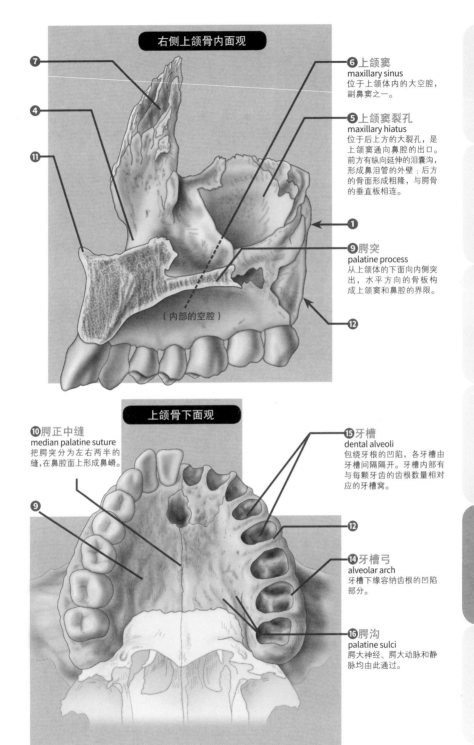

右侧上颌骨内面观

⑥上颌窦
maxillary sinus
位于上颌体内的大空腔，副鼻窦之一。

⑤上颌窦裂孔
maxillary hiatus
位于后上方的大裂孔，是上颌窦通向鼻腔的出口。前方有纵向延伸的泪囊沟，形成鼻泪管的外壁；后方的骨面形成粗隆，与腭骨的垂直板相连。

⑨腭突
palatine process
从上颌体的下面向内侧突出，水平方向的骨板构成上颌窦和鼻腔的界限。

（内部的空腔）

上颌骨下面观

⑩腭正中缝
median palatine suture
把腭突分为左右两半的缝，在鼻腔面上形成鼻嵴。

⑮牙槽
dental alveoli
包绕牙根的凹陷，各牙槽由牙槽间隔隔开。牙槽内部有与每颗牙齿的齿根数量相对应的牙槽窝。

⑭牙槽弓
alveolar arch
牙槽下缘容纳齿根的凹陷部分。

⑯腭沟
palatine sulci
腭大神经、腭大动脉和静脉均由此通过。

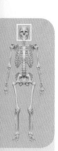

鼻骨 nasal bone

位置和特征

鼻骨成对出现，左右各一块，是形成鼻根以及鼻背上部的基础。鼻骨上方和额骨（● P98）相连，下方构成梨状孔的上缘，外侧和上颌骨（●P110）相连，内侧和对侧的鼻骨相连。

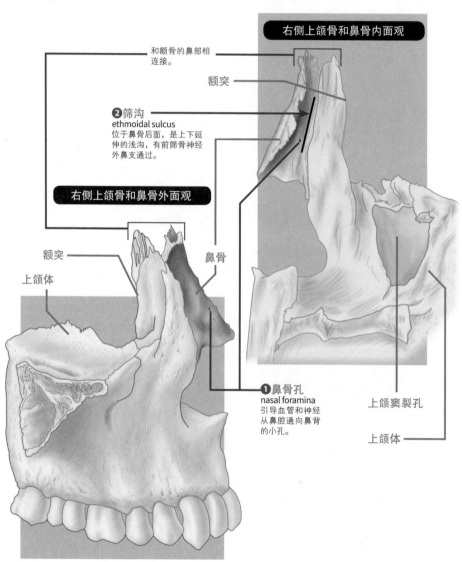

右侧上颌骨和鼻骨内面观

和额骨的鼻部相连接。

额突

❷筛沟
ethmoidal sulcus
位于鼻骨后面，是上下延伸的浅沟，有前筛骨神经外鼻支通过。

右侧上颌骨和鼻骨外面观

额突

上颌体

鼻骨

❶鼻骨孔
nasal foramina
引导血管和神经从鼻腔通向鼻背的小孔。

上颌窦裂孔

上颌体

犁骨 vomer

位置和特征

犁骨是构成鼻中隔后下部的板状骨，前上部与筛骨（●P104）垂直板相连，下部与鼻中隔软骨相连，上方与蝶骨（●P108）连接在一起，下方与上颌骨（●P110）以及腭骨（●P120）的鼻嵴连接在一起，后方的自由缘形成后鼻孔的中隔。

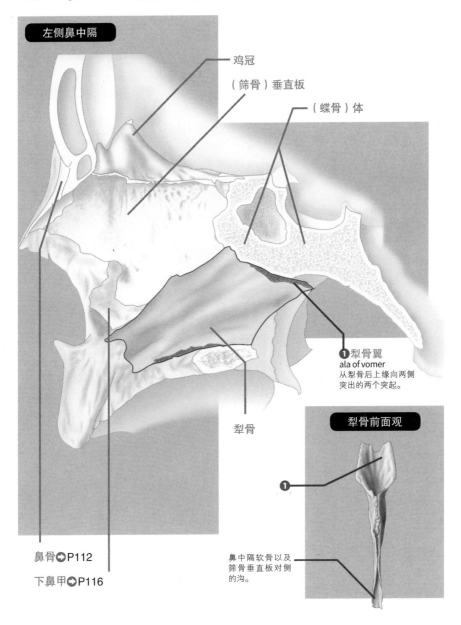

左侧鼻中隔

鸡冠

（筛骨）垂直板

（蝶骨）体

❶犁骨翼
ala of vomer
从犁骨后上缘向两侧突出的两个突起。

犁骨

鼻骨●P112

下鼻甲●P116

犁骨前面观

❶

鼻中隔软骨以及筛骨垂直板对侧的沟。

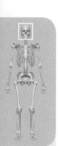

颧骨 zygomatic bone

位置和特征

颧骨位于上颌骨（●P110）的颧突上方，构成面部、眶（●P124）及颞窝。颧骨有外侧面、眶面和颞面三个面，以及颞突和额突两个突起。

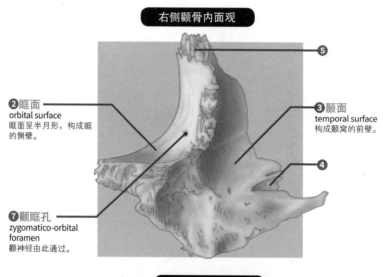

右侧颧骨内面观

②眶面
orbital surface
眶面呈半月形，构成眶的侧壁。

③颞面
temporal surface
构成颞窝的前壁。

④

⑤

⑦颧眶孔
zygomatico-orbital foramen
颧神经由此通过。

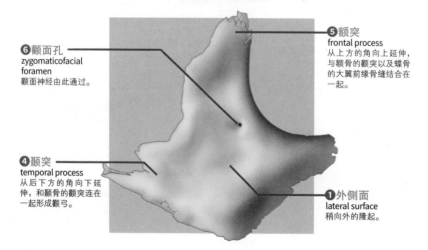

右侧颧骨前面观

⑥颧面孔
zygomaticofacial foramen
颧面神经由此通过。

⑤额突
frontal process
从上方的角向上延伸，与额骨的颧突以及蝶骨的大翼前缘骨缝结合在一起。

④颞突
temporal process
从后下方的角向下延伸，和颞骨的颧突连在一起形成颧弓。

①外侧面
lateral surface
稍向外的隆起。

泪骨 lacrimal bone

位置和特征

泪骨是内部面向鼻腔（●P122）、外部面向眶（●P124）的板状骨，呈指甲状。其前方与上颌骨（●P110）相接，后方与筛骨（●P104）相接，上方和额骨（●P98）相接，下方和上颌骨相接。泪骨和下鼻甲（●P116）的泪突连在一起。

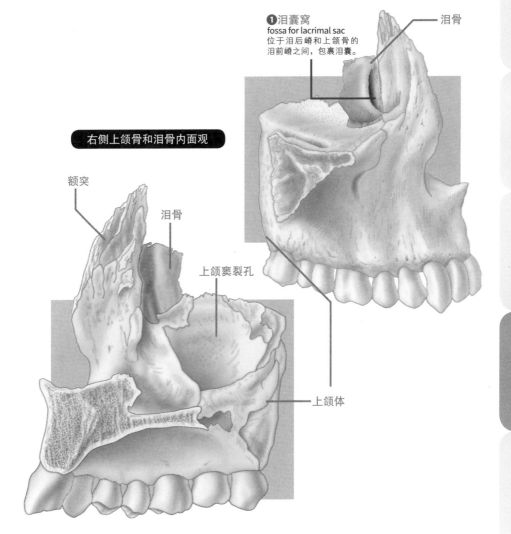

右侧上颌骨和泪骨外面观

❶泪囊窝
fossa for lacrimal sac
位于泪后嵴和上颌骨的泪前嵴之间，包裹泪囊。

泪骨

右侧上颌骨和泪骨内面观

额突

泪骨

上颌窦裂孔

上颌体

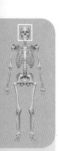
下鼻甲 inferior nasal concha

位置和特征

下鼻甲是独立的骨，附着在鼻腔（➡P122）侧壁上，前后都是细长的贝壳状骨片，是下鼻道和中鼻道的分界，下鼻甲前端和上颌骨（➡P110）相接，后端和腭骨（➡P120）相接。下鼻甲上缘有三个突起（泪突、上颌突和筛突）。

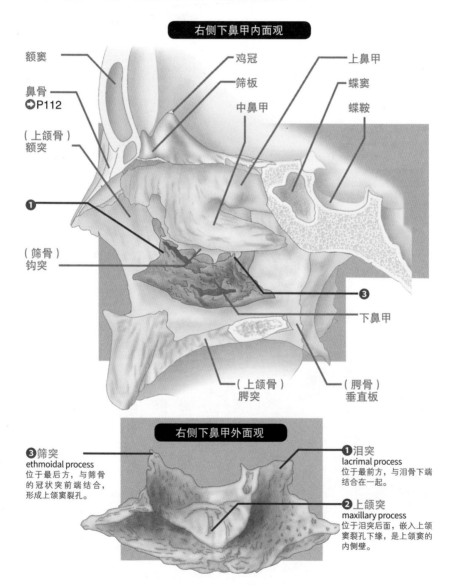

右侧下鼻甲内面观

额窦
鸡冠
上鼻甲
筛板
蝶窦
鼻骨 ➡P112
中鼻甲
蝶鞍
（上颌骨）额突
❶
（筛骨）钩突
❸
下鼻甲
（上颌骨）腭突
（腭骨）垂直板

右侧下鼻甲外面观

❸ 筛突
ethmoidal process
位于最后方，与筛骨的冠状突前端结合，形成上颌窦裂孔。

❶ 泪突
lacrimal process
位于最前方，与泪骨下端结合在一起。

❷ 上颌突
maxillary process
位于泪突后面，嵌入上颌窦裂孔下缘，是上颌窦的内侧壁。

舌骨 hyoid bone

位置和特征

舌骨位于甲状软骨（喉结）上，呈U字形，分为三部分（一体、二大角和二小角）。整个舌骨通过甲状舌骨膜与甲状软骨连在一起。

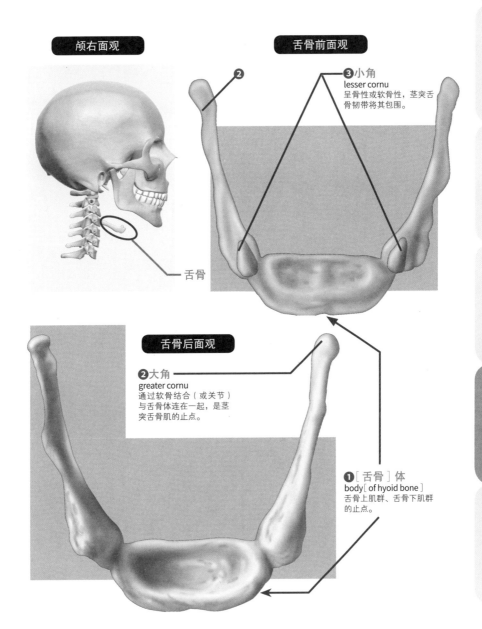

颅右面观

舌骨

舌骨前面观

❷

❸小角
lesser cornu
呈骨性或软骨性，茎突舌骨韧带将其包围。

舌骨后面观

❷大角
greater cornu
通过软骨结合（或关节）与舌骨体连在一起，是茎突舌骨肌的止点。

❶[舌骨]体
body[of hyoid bone]
舌骨上肌群、舌骨下肌群的止点。

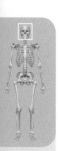
下颌骨 mandible

位置和特征

下颌骨是位于面部前下部的骨，呈马蹄形，是颅骨中唯一一块有关节相连的可动骨。
下颌骨分为位于中央部的下颌体（❶）和后端的下颌支（❺）两部分。

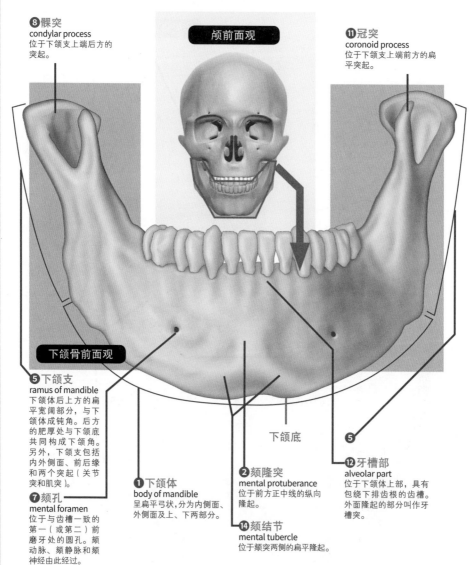

❽髁突
condylar process
位于下颌支上端后方的
突起。

颅前面观

⓫冠突
coronoid process
位于下颌支上端前方的扁
平突起。

下颌骨前面观

❺下颌支
ramus of mandible
下颌体后上方的扁
平宽阔部分，与下
颌体成钝角。后方
的肥厚处与下颌底
共同构成下颌角。
另外，下颌支包括
内外侧面、前后缘
和两个突起（关节
突和肌突）。

❼颏孔
mental foramen
位于与齿槽一致的
第一（或第二）前
磨牙处的圆孔。颏
动脉、颏静脉和颏
神经由此经过。

❶下颌体
body of mandible
呈扁平弓状，分为内侧面、
外侧面及上、下两部分。

下颌底

❺

❷颏隆突
mental protuberance
位于前方正中线的纵向
隆起。

⓮颏结节
mental tubercle
位于颏突两侧的扁平隆起。

⓬牙槽部
alveolar part
位于下颌体上部，具有
包绕下排齿根的齿槽。
外面隆起的部分叫作牙
槽突。

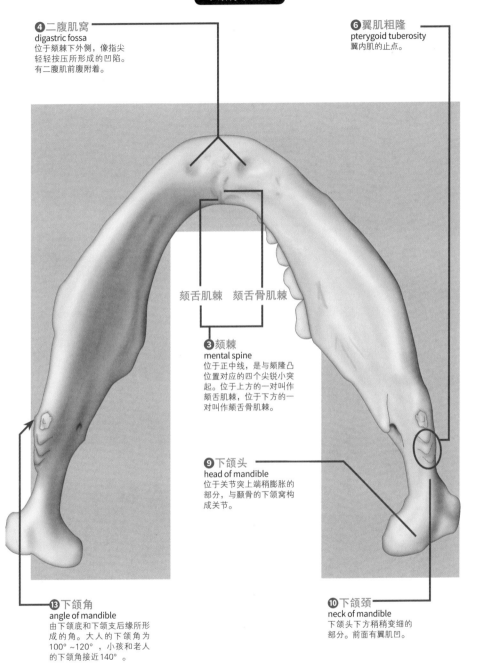

❹二腹肌窝
digastric fossa
位于颏棘下外侧，像指尖
轻轻按压所形成的凹陷。
有二腹肌前腹附着。

❻翼肌粗隆
pterygoid tuberosity
翼内肌的止点。

颏舌肌棘　颏舌骨肌棘

❸颏棘
mental spine
位于正中线，是与颏隆凸
位置对应的四个尖锐小突
起。位于上方的一对叫作
颏舌肌棘，位于下方的一
对叫作颏舌骨肌棘。

❾下颌头
head of mandible
位于关节突上端稍膨胀的
部分，与颞骨的下颌窝构
成关节。

⑬下颌角
angle of mandible
由下颌底和下颌支后缘所形
成的角。大人的下颌角为
100°~120°，小孩和老人
的下颌角接近140°。

⑩下颌颈
neck of mandible
下颌头下方稍稍变细的
部分。前面有翼肌凹。

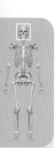

腭骨 palatine bone

腭骨左右对称，与上颌骨（➡P110）鼻腔面的后部相连，构成上腭和鼻腔侧壁。腭骨分为水平板（❶）和垂直板（❹）两个骨板及锥突（❽）、眶突（❾）和蝶突（❿）三个突起。

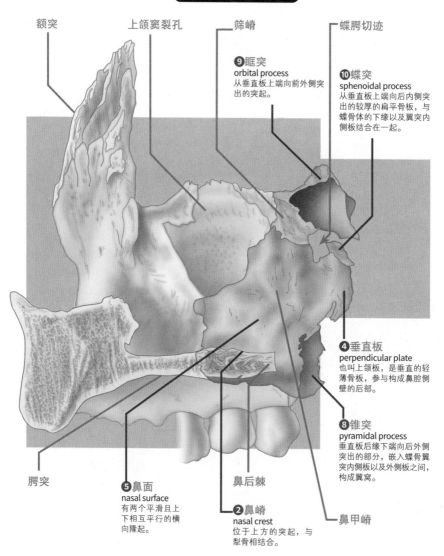

右侧腭骨内面观

额突

上颌窦裂孔

筛嵴

蝶腭切迹

❾眶突
orbital process
从垂直板上端向前外侧突出的突起。

❿蝶突
sphenoidal process
从垂直板上端向后内侧突出的较厚的扁平骨板，与蝶骨体的下缘以及翼突内侧板结合在一起。

❹垂直板
perpendicular plate
也叫上颌板，是垂直的轻薄骨板，参与构成鼻腔侧壁的后部。

❽锥突
pyramidal process
垂直板后缘下端向后外侧突出的部分，嵌入蝶骨翼突内侧板以及外侧板之间，构成翼窝。

腭突

❺鼻面
nasal surface
有两个平滑且上下相互平行的横向隆起。

鼻后棘

❷鼻嵴
nasal crest
位于上方的突起，与犁骨相结合。

鼻甲嵴

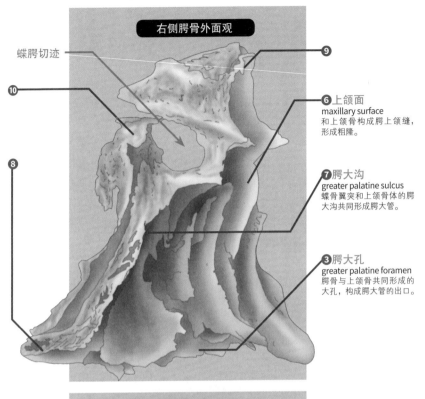

右侧腭骨外面观

蝶腭切迹

❿

❽

9

6上颌面
maxillary surface
和上颌骨构成腭上颌缝，
形成粗隆。

7腭大沟
greater palatine sulcus
蝶骨翼突和上颌骨体的腭
大沟共同形成腭大管。

3腭大孔
greater palatine foramen
腭骨与上颌骨共同形成的
大孔，构成腭大管的出口。

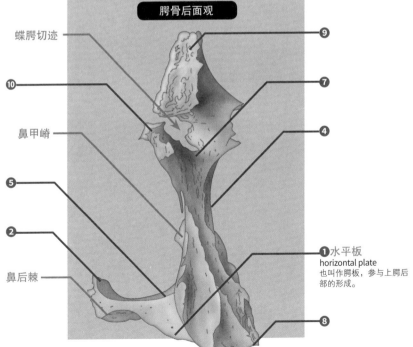

腭骨后面观

蝶腭切迹

❿

鼻甲嵴

❺

❷

鼻后棘

9

7

4

1水平板
horizontal plate
也叫作腭板，参与上腭后
部的形成。

8

第1章
骨学基础知识

第2章
脊柱的骨

第3章
下肢的骨

第4章
上肢的骨

第5章
头部的骨

附录

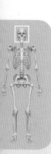

鼻腔 nasal cavity

头部的骨 ·····▼ 鼻腔

位置和特征

鼻腔大体位于面部的中央上部，由鼻腔和鼻窦（额窦、筛窦、蝶窦和上颌窦）组成。鼻腔上窄下宽，形成一个长六面体状的腔，位于正中的鼻中隔把鼻腔分为左右对称的两室。

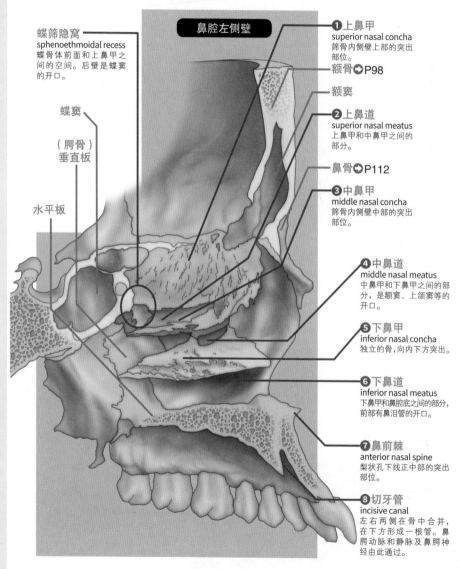

鼻腔左侧壁

蝶筛隐窝
sphenoethmoidal recess
蝶骨体前面和上鼻甲之间的空间。后壁是蝶窦的开口。

蝶窦

（腭骨）垂直板

水平板

❶ **上鼻甲**
superior nasal concha
筛骨内侧壁上部的突出部位。

额骨➡P98

额窦

❷ **上鼻道**
superior nasal meatus
上鼻甲和中鼻甲之间的部分。

鼻骨➡P112

❸ **中鼻甲**
middle nasal concha
筛骨内侧壁中部的突出部位。

❹ **中鼻道**
middle nasal meatus
中鼻甲和下鼻甲之间的部分，是额窦、上颌窦等的开口。

❺ **下鼻甲**
inferior nasal concha
独立的骨，向内下方突出。

❻ **下鼻道**
inferior nasal meatus
下鼻甲和鼻腔底之间的部分，前部有鼻泪管的开口。

❼ **鼻前棘**
anterior nasal spine
梨状孔下线正中部的突出部位。

❽ **切牙管**
incisive canal
左右两侧在骨中合并，在下方形成一根管。鼻腭动脉和静脉及鼻腭神经由此通过。

鼻腔的构成

梨状孔（前方）

　梨状孔为朝向面部的开口，由鼻骨下缘、上颌骨鼻面的前缘和鼻前棘组成。

鼻后孔（后方）

　鼻后孔为朝向咽部的开口，由犁骨翼、蝶骨鞘突、腭骨蝶突（上方）、蝶骨翼突内侧板（两侧）和腭骨水平板（下方）组成。

上壁（鼻腔顶壁）

　主要由筛骨筛板组成，另外一小部分由鼻骨、额骨、蝶骨体组成。

下壁（鼻腔底）

　由上颌骨腭突（1/3）和腭骨水平板组成。

内侧壁（鼻中隔骨部）

　由筛骨垂直板和犁骨组成。

外侧壁

　由筛骨、下鼻甲、上颌骨体及额突、泪骨、腭骨垂直板和蝶骨翼突内侧板组成。上、中、下鼻甲向内下方突出。

专栏

慢性鼻窦炎

　　鼻窦是与鼻腔相连的空腔，这些空腔一旦发生细菌感染，就会引发慢性鼻塞、脓性黄黏涕等症状，这就是"慢性鼻窦炎"。

　　治疗慢性鼻窦炎，以前，一般是进行"鼻窦炎根治手术"，即造一个排出口，并切除病变黏膜。该手术是切开上唇和上齿之间的部分，露出上颌骨，用小凿子和小槌打开上颌窦，彻底切除黏膜。这种大范围切除术会造成难以忍受的术后疼痛和浮肿。

　　但随着"鼻窦内窥镜手术"不断普及，患者术后疼痛、浮肿和出血等症状有效减轻。该手术在内窥镜下操作，在尽可能保留鼻窦黏膜的情况下切开引流。不过，因为鼻窦距离眼睛、脑、视神经等器官较近，所以也不是完全没有风险。一旦操作失误，可能会导致术后视野变窄或眼外肌麻痹等视力障碍以及脑脊液漏等病症。

　　因此，近年来，将类似汽车导航系统（掌握汽车的实时位置）的装置与手术结合以掌握器械的位置的技术正在研发中，期待导航装置下内窥镜手术在不久的将来问世。

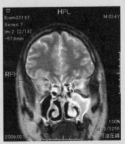

右侧鼻窦（上颌窦）积脓，即X线片中的白色部分

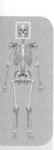

眶 orbit

位置和特征

眶是容纳眼球的四角锤状凹陷，通过各种各样的管孔与其他结构相通。眶呈四面锥形，向后内侧凹陷。眶由额骨（➡P98）、上颌骨（➡P110）、颧骨（➡P114）、蝶骨（➡P108）、腭骨（➡P120）、筛骨（➡P104）和泪骨（➡P115）七部分组成。

右侧眶前面观

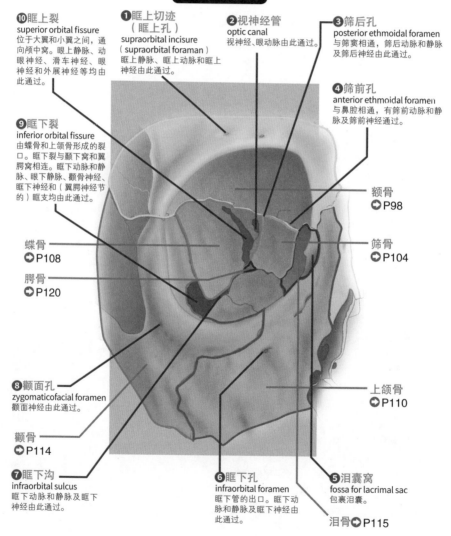

⑩眶上裂
superior orbital fissure
位于大翼和小翼之间，通向颅中窝。眼上静脉、动眼神经、滑车神经、眼神经和外展神经等均由此通过。

❶眶上切迹（眶上孔）
supraorbital incisure（supraorbital foraman）
眶上静脉、眶上动脉和眶上神经由此通过。

❷视神经管
optic canal
视神经、眼动脉由此通过。

❸筛后孔
posterior ethmoidal foramen
与筛窦相通，筛后动脉和静脉及筛后神经由此通过。

❹筛前孔
anterior ethmoidal foramen
与鼻腔相通，有筛前动脉和静脉及筛前神经通过。

❾眶下裂
inferior orbital fissure
由蝶骨和上颌骨形成的裂口。眶下裂与颞下窝和翼腭窝相连。眶下动脉和静脉、眼下静脉、颧骨神经、眶下神经和（翼腭神经节的）眶支均由此通过。

蝶骨
➡P108

腭骨
➡P120

额骨
➡P98

筛骨
➡P104

❽颧面孔
zygomaticofacial foramen
颧面神经由此通过。

颧骨
➡P114

上颌骨
➡P110

❼眶下沟
infraorbital sulcus
眶下动脉和静脉及眶下神经由此通过。

❻眶下孔
infraorbital foramen
眶下管的出口。眶下动脉和静脉及眶下神经由此通过。

❺泪囊窝
fossa for lacrimal sac
包裹泪囊。

泪骨➡P115

头部的骨
▼
眶

第1章
解剖学基础知识

第2章
上肢的骨

第3章
下肢的骨

第4章
躯干的骨

第5章
头部的骨

附录

眶的构成

眶口

眶口是眶的入口，大体呈四角形，由额骨、上颌骨以及颧骨三块骨包围。

眶上缘

由额骨组成，有眶上切迹（**1**）和额切迹。

眶下缘

由上颌骨和颧骨组成，有眶下孔（**6**）。

上壁（盖）

主要由额骨眶面构成，后端的一小部分由蝶骨小翼组成。

下壁（底）

主要由上颌骨眶面构成，另外一部分由颧骨眶面和腭骨眶突组成。

内侧壁（鼻侧壁）

内侧壁是构成眶的四壁中最薄的壁。主要由筛骨眶板构成，另外一部分由蝶骨体、泪骨、上颌骨额突组成。

外侧壁（侧头壁）

由蝶骨大翼的眶面以及部分颧骨眶面组成。在后部的上、下壁之间有间隙，与上壁的交界处有眶上裂（**10**），与下壁的交界处有眶下裂（**9**）。

专栏

爆裂性骨折

"爆裂性骨折（blowout fracture）"是指眼睛正对面受到足以覆盖眶开口部的外力，不仅眼睛受到损伤，甚至连眼睛周围的骨（眶下壁等）也发生骨折的情况。这种骨折多见于从事体育运动的人，尤其是十几岁的孩子。在拳击、棒球、足球等运动中，出拳攻击到眼睛以及球打中眼睛都可能导致爆裂性骨折。

构成眶的骨本来就非常薄，甚至有的部分厚度只有一毫米，而且位于眶稍下部

的上颌窦是空腔结构，因此在"爆裂性骨折"中，眼周的脂肪组织和负责眼球活动的下直肌、下斜肌可能进入空腔，从而引发严重的后果。

"爆裂性骨折"的症状包括眼睛周围变青（乌青）或者流鼻血，严重的可能会导致眼球运动障碍、复视（将一个物体看成两个），还可能造成三叉神经第二支损伤，从而导致感觉麻木。因此，在发生"爆裂性骨折"时，接受专家、医生的诊治是非常必要的。

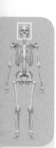

颅盖 calvaria

位置和特征

颅腔容纳人脑，颅盖即为覆盖颅腔的圆盘状结构。颅盖由扁平的结缔组织性骨构成，外面由坚韧的骨膜覆盖。颅盖的骨质分为三层，外层是由厚厚的骨密质组成的外板，内层是由薄薄的骨密质组成的内板，两板之间是由骨松质组成的板障。

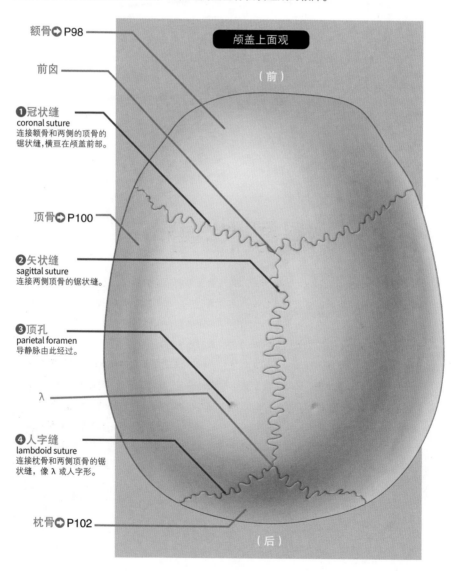

额骨➡P98

前囟

❶冠状缝
coronal suture
连接额骨和两侧的顶骨的锯状缝，横亘在颅盖前部。

顶骨➡P100

❷矢状缝
sagittal suture
连接两侧顶骨的锯状缝。

❸顶孔
parietal foramen
导静脉由此经过。

λ

❹人字缝
lambdoid suture
连接枕骨和两侧顶骨的锯状缝，像 λ 或人字形。

枕骨➡P102

颅盖上面观

（前）

（后）

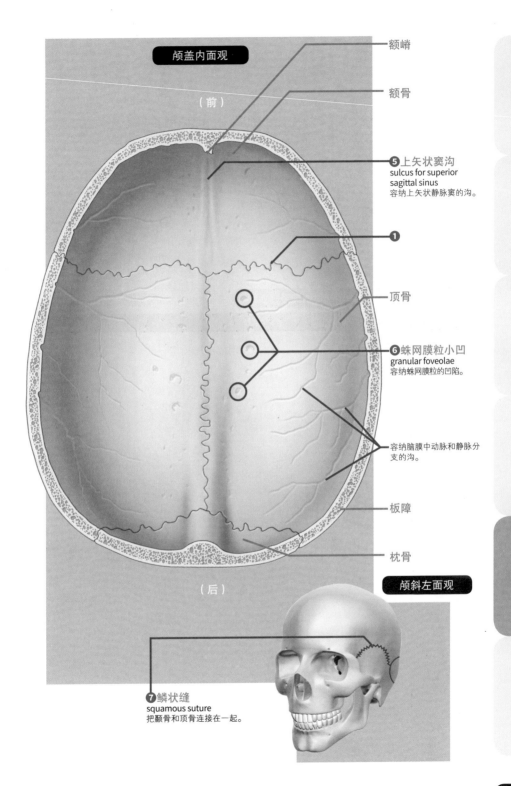

颅盖内面观

（前）

额嵴

额骨

❺上矢状窦沟
sulcus for superior
sagittal sinus
容纳上矢状静脉窦的沟。

❶

顶骨

❻蛛网膜粒小凹
granular foveolae
容纳蛛网膜粒的凹陷。

容纳脑膜中动脉和静脉分
支的沟。

板障

枕骨

（后）

颅斜左面观

❼鳞状缝
squamous suture
把颞骨和顶骨连接在一起。

第1章
骨学基础知识

第2章
上肢骨

第3章
下肢骨

第4章
躯干的骨

第5章
头部的骨

附录

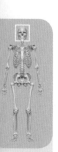
颅底内面 internal cranial base 和
颅底外面 external cranial base

位置和特征

颅底内面是指构成颅腔底的部分。颅底内面由颅前窝（❶）、颅中窝（❷）和颅后窝（❸）三个凹陷组成，各窝呈阶梯状排列，颅前窝最高，颅后窝最低。颅底外面是指从下方观察颅的时候能够看到的部分。颅底外面由前部（❹）、中部（❺）和后部（❻）三部分组成。连接颅内外的孔道左右成对出现，有颅神经和血管通过（如下表所示）。

连接颅内外的孔道和由此通过的神经、血管

孔道	部位	神经、血管等	通向	备注
筛板	[颅前窝] 筛骨	嗅神经（Ⅰ） 筛前神经、筛后神经、动脉	鼻腔	
视神经管	[颅中窝] 蝶骨小翼	视神经（Ⅱ） 眼动脉	眶	
眶上裂	[颅中窝] 蝶骨大翼和小翼之间	动眼神经（Ⅲ） 滑车神经（Ⅳ） 眼神经（V₁） 外展神经（Ⅵ） 眼上静脉	眶	
圆孔	[颅中窝] 蝶骨大翼	上颌神经（V₂）	翼腭窝	
卵圆孔	[颅中窝] 蝶骨大翼	下颌神经（V₃）	颞下窝	
棘孔	[颅中窝] 蝶骨大翼	下颌神经硬膜支 脑膜中动脉	颞下窝	
颈动脉管	[颅中窝] 颞骨椎体下面	颈内动脉神经丛 颈内动脉	颅腔	
破裂孔	[颅中窝] 颞骨椎体的尖端和蝶骨体之间	岩大神经 颈内动脉	颅底外面	人体通过结缔组织封闭破裂孔
内耳门	[颅后窝] 颞骨椎体后面	面神经（Ⅶ） 前庭蜗神经（Ⅷ）	内耳道	内耳门不与外界直接相通
颈静脉孔	[颅后窝] 枕骨外侧部和颞骨椎体之间	舌咽神经（Ⅸ） 迷走神经（Ⅹ） 副神经（Ⅺ） 颈内静脉	颅底外面	内支静脉通过后外侧方，剩余三个通过内前侧方
舌下神经管	[颅后窝] 枕髁	舌下神经（Ⅻ）	颅底外面	
[枕骨] 大孔	[枕骨颅后窝] 中央	延髓 副神经脊髓根 椎动脉	椎管	
髁管	[颅后窝] 枕骨外侧部的髁窝	髁导静脉	乙状窦沟	向乙状窦敞开

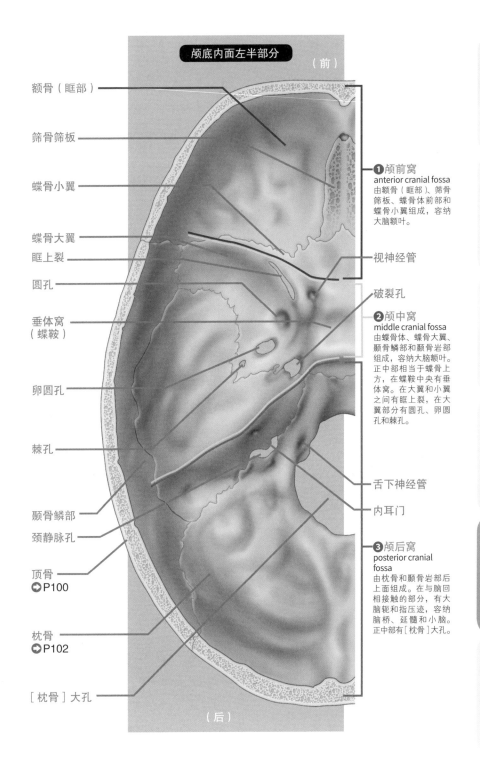

颅底内面左半部分

（前）

额骨（眶部）

筛骨筛板

蝶骨小翼

蝶骨大翼

眶上裂

圆孔

垂体窝
（蝶鞍）

卵圆孔

棘孔

颞骨鳞部

颈静脉孔

顶骨
➡P100

枕骨
➡P102

[枕骨]大孔

（后）

❶颅前窝
anterior cranial fossa
由额骨（眶部）、筛骨
筛板、蝶骨体前部和
蝶骨小翼组成，容纳
大脑额叶。

视神经管

破裂孔

❷颅中窝
middle cranial fossa
由蝶骨体、蝶骨大翼、
颞骨鳞部和颞骨岩部
组成，容纳大脑额叶。
正中部相当于蝶骨上
方，在蝶鞍中央有垂
体窝。在大翼和小翼
之间有眶上裂，在大
翼部分有圆孔、卵圆
孔和棘孔。

舌下神经管

内耳门

❸颅后窝
posterior cranial
fossa
由枕骨和颞骨岩部后
上面组成。在与脑回
相接触的部分，有大
脑轭和指压迹，容纳
脑桥、延髓和小脑。
正中部有[枕骨]大孔。

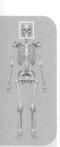

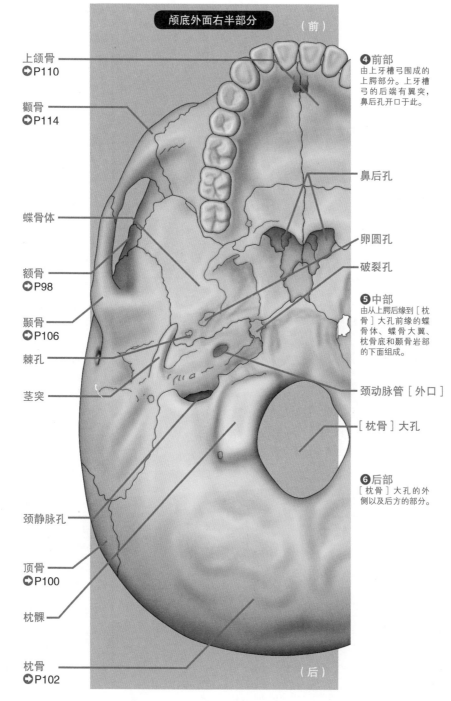

颅底外面右半部分

（前）

上颌骨
➡P110

颧骨
➡P114

蝶骨体

额骨
➡P98

颞骨
➡P106

棘孔

茎突

颈静脉孔

顶骨
➡P100

枕髁

枕骨
➡P102

❹前部
由上牙槽弓围成的上腭部分。上牙槽弓的后端有翼突，鼻后孔开口于此。

鼻后孔

卵圆孔

破裂孔

❺中部
由从上腭后缘到［枕骨］大孔前缘的蝶骨体、蝶骨大翼、枕骨底和颞骨岩部的下面组成。

颈动脉管［外口］

［枕骨］大孔

❻后部
［枕骨］大孔的外侧以及后方的部分。

（后）

Appendix

附录

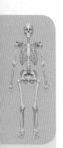

肌肉的起止点及特征（按骨来分类、总结）

●上肢的骨

骨名	部位名	特征
锁骨	上面	胸大肌、三角肌的起点。胸锁乳突肌、斜方肌的止点
	下面	肋锁韧带、喙锁韧带附着于此。锁骨下肌的止点
	胸骨端	与胸骨的锁切迹构成胸锁关节（鞍状关节）。具有关节盘
	肩峰端	与肩胛骨的肩峰关节面构成肩锁关节（平面关节）。具有关节盘
肩胛骨	关节窝	与肱骨头构成肩关节（球窝关节）
	肩胛冈	三角肌的起点。斜方肌的止点
	肩峰	三角肌的起点。斜方肌的止点
	冈上窝	冈上肌的起点
	冈下窝	冈下肌的起点
	上角	肩胛提肌的止点
	下角	大圆肌的起点
	外侧缘	大小圆肌的起点
	内侧缘	前锯肌、肩胛提肌、大小菱形肌的止点
	肩胛下窝	肩胛下肌的起点
肱骨	近端	肱骨头	与肩胛骨关节窝构成肩关节（球窝关节）
		解剖颈	肩关节囊附着于此
		大结节	冈上肌、冈下肌、小圆肌的止点
		大结节嵴	胸大肌的止点
		小结节	肩胛下肌的止点
		小结节嵴	大圆肌、背阔肌的止点
	肱骨体	三角肌粗隆	三角肌的止点
		前面	肱肌的起点
		后面	肱三头肌内侧头、外侧头的起点
		内侧缘	喙肱肌的止点

骨名		部位名	特征
肱骨	远端	内上髁	旋前圆肌、桡侧腕屈肌、掌长肌、指浅屈肌、尺侧腕屈肌的起点
		外上髁	桡侧腕长伸肌、桡侧腕短伸肌、指总伸肌、小指伸肌的起点
		肱骨小头	与桡骨头窝构成肱桡关节（球窝关节）
		肱骨滑车	与尺骨的滑车切迹构成肱尺关节（屈戌关节）
		桡窝	曲肘时桡骨头进入桡窝
		冠突窝	曲肘时尺骨的冠突进入冠突窝
		鹰嘴窝	伸肘时尺骨的鹰嘴进入鹰嘴窝
		外侧缘	肱桡肌、桡侧腕长伸肌的起点
		尺神经沟	尺神经由此通过
桡骨	近端	桡骨头	与肱骨以及尺骨构成关节
		桡骨头凹	与肱骨小头构成肱桡关节（球窝关节）
		环状关节面	与尺骨的桡切迹构成桡尺近侧关节（车轴关节）。桡骨环状韧带围绕在环状关节面周围
		桡骨颈	肘关节囊附着于此
	桡骨体	桡骨粗隆	肱二头肌的主肌腱附着于此
		前面	拇长屈肌、指浅屈肌的起点
		后面	拇长展肌、拇短伸肌的起点
		外侧面	旋前圆肌、旋后肌的止点
		骨间缘	前臂骨间膜附着于此
	远端	茎突	肱桡肌的止点
尺骨	近端	鹰嘴	肱三头肌、位于外侧面的肘肌的止点
		桡切迹	与桡骨的环状关节面构成桡尺近侧关节（车轴关节）
		滑车切迹	与肱骨滑车构成肱尺关节（屈戌关节）
		冠突	屈肘时，冠突进入肱骨的冠突窝
		尺骨粗隆	肱肌的止点

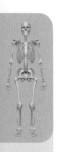

骨名		部位名	特征
尺骨	尺骨体	前面	部分指浅屈肌、尺侧腕屈肌的起点
		后面	尺侧腕伸肌、拇长展肌、示指伸肌的起点
		旋后肌嵴	旋后肌的起点
		内侧面	部分指深屈肌的起点
		骨间缘	前臂骨间膜附着于此
	远端	环状关节面	与桡骨的尺骨切迹构成桡尺远侧关节（车轴关节）
		茎突	连接腕骨等的韧带附着于此
腕骨		手舟骨	与桡骨、月骨、大小多角骨、头状骨相关节
		舟骨结节	拇短展肌的起点。与大多角骨结节共同构成腕桡侧隆起，屈肌支持带附着于此
		月骨	与桡骨、手舟骨、头状骨、钩骨、三角骨相关节
		三角骨	与桡骨、月骨、钩骨、豌豆骨相关节
		豌豆骨	与三角骨相关节。尺侧腕屈肌的止点。与钩骨钩共同构成腕尺侧隆起，屈肌支持带附着于此
		大多角骨	与手舟骨、小多角骨、第一第二掌骨相关节
		大多角骨结节	与手舟骨结节共同构成腕桡侧隆起，屈肌支持带附着于此
		小多角骨	与手舟骨、大多角骨、头状骨、第二掌骨相关节
		头状骨	与手舟骨、月骨、小多角骨、钩骨、三角骨、第二第三掌骨相关节
		钩骨	与手舟骨、三角骨、头状骨、第四五掌骨相关节
		钩骨钩	尺侧腕屈肌的止点。与豌豆骨共同构成腕尺侧隆起，屈肌支持带附着于此
		腕沟	桡侧为手舟骨结节和大多角骨结节之间的沟；尺侧为豌豆骨和钩骨钩之间的沟（屈肌支持带覆盖在其上面，形成腕管）
掌骨		掌骨底	构成腕掌关节（CM关节）。第二至第五掌骨与相邻的掌骨相关节
		掌骨体	背侧骨间肌的起点。（除第三指外）掌侧骨间肌的起点
		掌骨头	与近节指骨底构成掌指关节（MP关节）

骨名	部位名	特征
指骨	**近节指骨** 近节指骨底	与掌骨头构成掌指关节（MP关节）
	近节指骨体	无
	近节指骨头	与中节指骨底构成近侧指间关节（PIP关节）
	中节指骨 中节指骨底	与近节指骨头构成近侧指间关节（PIP关节）
	中节指骨体	无
	中节指骨头	与远节指骨底构成远侧指间关节（DIP关节）
	远节指骨 远节指骨底	第二至第五指的指深屈肌（腱）的止点。与中节指骨头构成远侧指间关节（DIP关节）
	远节指骨粗隆	指深屈肌（腱）附着于此

●下肢的骨

骨名	部位名	特征
髋骨	闭孔	几乎全被闭孔膜封闭，闭孔动脉、静脉、神经于内上方经过
	髋臼	与股骨头构成髋关节（球窝关节）
	髋臼窝	股骨头韧带附着于此
	髋臼切迹	股骨头韧带、动脉、神经由此通过
	月状面	与股骨头构成髋关节
髂骨	髂骨体	髋臼上部较厚的部分
	髂骨翼	上部较宽的部分
	─ 髂嵴	髂骨翼的上缘
	─ 外唇	髂嵴外侧的隆起线，腹外斜肌的止点
	─ 中间线	髂嵴中央的隆起线，腹内斜肌的起点
	─ 内唇	髂嵴内侧的隆起线，腹横肌、腰方肌的起点
	─ 髂前上棘	腹股沟韧带附着于此。缝匠肌、阔筋膜张肌的起点
	─ 髂前下棘	股直肌的起点
	─ 髂后上棘	骶髂后长韧带附着于此
	─ 髂后下棘	骶髂后短韧带附着于此

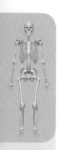

骨名	部位名	特征
髂骨	臀面	无
	臀前线	臀小肌、臀小肌膜、臀中肌的起点
	臀后线	臀大肌、臀中肌膜、臀中肌的起点
	臀下线	臀小肌的起点
	骶骨盘面	无
	耳状面	构成骶髂关节（平面关节、半关节）
	髂粗隆	骶髂韧带附着于此
	弓状线	髂骨内面大小骨盆的分界线
	髂窝	髂肌的起点
坐骨	坐骨体	髋臼的后下部，约占2/5
	坐骨支	由坐骨上支和坐骨下支组成
	坐骨结节	骶结节韧带附着。半腱肌、半膜肌、股二头肌长头、大收肌、股方肌的起点
	坐骨棘	骶棘韧带附着
	坐骨大切迹	与骶结节韧带、骶棘韧带共同形成坐骨大孔
	坐骨大孔	坐骨神经、上和下动脉和静脉神经、阴部神经、阴部内动脉和静脉、股后皮神经、坐骨神经及其伴行动脉均由此通过
	坐骨小切迹	闭孔内肌由此通过
耻骨	耻骨体	长收肌的起点
	耻骨联合面	通过软骨把左右耻骨结合起来的面
	耻骨嵴	锥状肌的起点，腹直肌的止点
	耻骨梳	耻骨肌的起点
	耻骨结节	腹股沟韧带附着于此
	耻骨下支	长收肌、短收肌、股薄肌的起点
	耻骨上支	耻骨肌的起点
	闭孔嵴	闭孔膜附着于此
	闭孔沟	构成闭膜管，闭孔动脉和静脉、闭孔神经由此通过

骨名	部位名	特征
股骨 近端	股骨头	与髋臼共同构成髋关节（球窝关节）
	股骨头凹	股骨头韧带附着于此
	股骨颈	髋关节囊附着于此
	大转子	臀中肌、臀小肌、梨状肌的止点
	转子窝	闭孔内肌、上孖肌、下孖肌、闭孔外肌的止点
	小转子	腰大肌、髂腰肌的止点
	转子间线	股内侧肌的起点
	转子间嵴	股方肌的止点
股骨体	前面	股中间肌的起点
	粗线外侧唇	股外侧肌、股二头肌短头的起点
	粗线内侧唇	股内侧肌的起点，长收肌、短收肌、大收肌的止点
	耻骨肌线	耻骨肌的止点
	臀肌粗隆	臀大肌的止点
	髁间窝	容纳前后交叉韧带
远端	内上髁	胫侧副韧带、腓肠肌内侧头的起点，大收肌的止点
	收肌结节	大收肌（腱）的止点。隆起是否明显因人而异
	外上髁	腓侧副韧带、跖肌、腓肠肌外侧头、腘肌的起点
	内侧髁	后交叉韧带附着于此
	外侧髁	前交叉韧带附着于此
髌骨	髌底	股直肌、股中间肌的止点
	髌尖	股四头肌的肌腱向下延续为髌韧带
	关节面	与股髌面相关节（鞍状关节）
	前面	由股四头肌覆盖

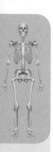

骨名		部位名	特征
胫骨	近端	上关节面	与股骨内外侧髁构成膝关节
		髁间前区	前交叉韧带的起点
		髁间后区	后交叉韧带的起点
		髁间隆起	半月板附着于此
		┌ 髁间内侧结节	前交叉韧带的一部分起始于此
		└ 髁间外侧结节	后交叉韧带的一部分起始于此
		内侧髁	胫侧副韧带附着于此
		外侧髁	髂胫韧带的止点，腓侧副韧带附着于此
		└ 腓关节面	与腓骨头关节面构成胫腓关节（平面关节、半关节）
	胫骨体	胫骨粗隆	股四头肌的肌腱向下延续为髌韧带，止于胫骨粗隆
		内侧面	上部是缝匠肌、股薄肌、半腱肌的止点
		后面	腘肌的止点。趾长屈肌、胫骨后肌的起点
		比目鱼肌线	比目鱼肌的起点
		外侧面	胫骨前肌的起点
		内侧缘	内侧面和后面的分界线、小腿筋膜紧贴内侧缘
		前缘	内侧面和外侧面的分界线、小腿筋膜紧贴前缘
		骨间缘	小腿骨间膜附着于此
	远端	内踝	三角韧带附着于此
		腓切迹	与腓骨远侧骨端相接，通过胫腓联合韧带结合
		踝沟	胫骨后肌、趾长屈肌由此通过
		下关节面	与距骨滑车构成距小腿关节
		内踝关节面	与距骨内踝面构成距小腿关节
腓骨	近端	腓骨头	腓侧副韧带附着于此。股二头肌的止点。比目鱼肌、腓骨长肌的起点
		腓骨头尖	腓侧副韧带附着于此
		腓骨头关节面	与胫骨的腓骨关节面构成胫腓关节

骨名	部位名	特征
腓骨 / 腓骨体	前缘	趾长伸肌、第三腓骨肌的起点
	内侧面	踇长伸肌的起点
	外侧面	腓骨长肌、腓骨短肌的起点
	骨间缘	小腿骨间膜附着于此
远端	外踝	距腓前韧带、距腓后韧带、跟腓韧带附着于此
	外踝关节面	与距骨滑车构成距小腿关节
	外踝窝	距腓后韧带、跟腓韧带附着于此
距骨	距骨头	与足舟骨相关节，下面与跟骨相关节
	距骨体	距骨的中心部
	├ 距骨滑车	上面与胫骨的下关节面相对，内踝面与胫骨的内踝关节面相对，外踝面与腓骨的外踝关节面相对
	├ 距骨外侧突	外踝面下方的突起
	├ 距骨后突	位于后方的外侧结节。被踇长屈肌腱沟分为两部分
	├ 前跟关节面	与跟骨的前距关节面相关节
	├ 中跟关节面	与跟骨的中距关节面相关节
	└ 后跟关节面	与跟骨的后距关节面相关节
跟骨	跟骨结节	跟腱（阿基利斯腱）的止点
	距骨关节面	有前、中、后三个关节面，与距骨相关节
	跟骨沟	位于中后距关节面的沟。与上方的距骨沟构成跗骨窦
	骰骨关节面	在前方与骰骨相关节
	载距突	上面有中距关节面
	踇长屈肌腱沟	位于载距突下面，踇长屈肌腱由此通过
	腓骨肌滑车	外侧面有位于腓骨长肌腱沟前面的小突起。上方有容许腓骨短肌腱通过的浅沟
	腓骨长肌腱沟	腓骨长肌腱由此通过

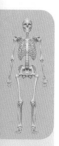
骨名	部位名		特征
足舟骨	前关节面		与内侧、中间、外侧楔骨相关节
	后关节面		与距骨头相关节
	舟骨粗隆		位于内侧缘，朝下方突出的隆起
	胫骨后肌腱沟		位于粗隆之间，胫骨后肌腱由此通过
跖骨	跖骨底		构成跗跖关节
		第一跖骨粗隆	胫骨前肌、腓骨长肌的止点
		第五跖骨粗隆	腓骨短肌、小趾展肌的止点
	跖骨体		骨间背侧肌、骨间足底肌的起点
	跖骨头		与近节趾骨构成跖趾关节
趾骨	近节趾骨	拇趾近节趾骨底	拇短屈肌的止点
	中节趾骨	第二至第五趾中节趾骨底	趾短屈肌的止点
	远节趾骨	拇趾远节趾骨底	拇长屈肌、拇长伸肌、拇短伸肌的止点
		第二至第五远节趾骨底	趾长屈肌、趾深屈肌的止点

●脊柱

骨名	部位名	特征
一般椎骨	椎体	呈圆柱状，前纵韧带贯穿于前部，后纵韧带贯穿于后部。上、下面有椎间盘连接上、下椎骨
	椎弓	位于椎体后方包围椎孔的部分
	椎弓根	位于椎弓与椎体相连处
	椎上切迹	椎弓根上缘的凹形口
	椎下切迹	椎弓根下缘的凹形口
	椎间孔	椎上切迹和椎下切迹之间的孔，有脊髓神经通过
	棘突	棘突是向后方的突出，有韧带和肌肉附着
	横突	横突是向侧方的突出，有韧带和肌肉附着
	上关节突	位于椎上切迹后方，向上方突出。有关节面，与上方椎骨的下关节突构成椎间关节

骨名	部位名	特征
一般椎骨	下关节突	位于椎下切迹后方，向下方突出。与下方椎骨的上关节突构成椎间关节
	椎孔	位于椎体和椎弓之间的大孔，容纳脊髓
颈椎 寰椎（第一颈椎）	前弓	呈环状的骨的前半部分
	前结节	朝向前弓中央前方的突出。头前直肌的起点
	齿突凹	前弓中央后面的凹陷。与枢椎的齿突构成寰枢正中关节（车轴关节）
	后弓	呈环状的骨的后半部分
	后结节	朝向后弓中央后方的突出。头后小直肌的起点
	侧块	前、后弓的结合处。上、下面上存在关节面
	上关节凹	与枕髁构成寰枕关节（椭圆关节）
	下关节凹	与枢椎构成寰枢外侧关节（平面关节）
	横突孔	椎动脉由此通过。头外侧直肌、头上斜肌、后斜角肌、肩胛提肌的起点。头下斜肌的止点
	椎动脉沟	位于后弓上面外侧的椎动脉从此处上行，进入颅内
枢椎（第二颈椎）	椎体	颈长肌的止点
	齿突	从椎体向上方的齿状突出
	前关节面	与寰椎前弓的齿突凹相关节
	后关节面	与寰椎横韧带的纤维软骨相关节
	横突	颈长肌、肩胛提肌、头半棘肌的起点。既是横突间肌的起点，又是横突间肌止点
	棘突	头后大直肌、头下斜肌的起点。颈棘肌的止点
第三至第七颈椎	横突孔	位于横突的孔，有椎动脉和静脉通过。只有颈椎有横突孔
	脊髓神经沟	相当于椎上、下切迹的长沟。从椎间孔伸出的脊髓神经由此通过
	横突前结节	位于颈椎横突尖端前部的隆起。有肌肉附着
	横突后结节	位于颈椎横突尖端后部的隆起
	隆椎棘突	第七颈椎（隆椎）的棘突最长，在颈下部可以扪及

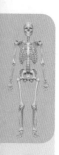

骨名	部位名	特征
胸椎	椎体	上面呈心形
	上、下肋凹	上下结合从而形成肋窝，与肋头相关节
	上、下关节面	关节面朝向额状面（平面关节）。第十二胸椎的下关节突朝向矢状面（车轴关节）
	横突	颈最长肌、头最长肌、半棘肌、多裂肌、回旋肌、横突间肌的起点。髂肋肌、最长肌的止点
	横突肋凹	位于横突外方前面，构成肋横突关节
	棘突	又细又长，向斜下方突出。夹肌、棘肌、回旋肌、棘间肌的起点
腰椎	椎体	椎体又大又厚，上面呈椭圆形。腰大肌、横膈膜的起点
	肋突	由肋骨退化而成。相当于横突，但不是真正的横突。腰方肌、胸最长肌的起点
	乳状突	部分横突的缩小版。多裂肌的止点
	副突	由横突退化而成。多裂肌的止点
	上、下关节突	关节面朝向矢状面，呈半圆筒形（车轴关节）
	棘突	沿上下扩展开来，在后方向水平方向突出。最长肌、棘肌的止点
骶骨	骶骨底	位于骶骨上缘。有上关节突，与第五腰椎相关节
	岬	位于骶骨底前缘向最前方突出的部分
	横线	幼儿时期的骶椎与骶椎之间有缝隙，于长大成人后愈合形成横线
	骶前孔	位于前面，共四对，第一至第四骶骨神经前支由此通过
	骶正中嵴	相当于棘突
	骶中间嵴	相当于关节突
	骶外侧嵴	相当于横突
	骶后孔	位于后面，共四对，骶骨神经后支由此通过
	骶骨尖	位于骶骨下端，通过椎间盘与尾骨相连
	耳状面	与髋骨（髂骨）的耳状面构成骶髂关节（半关节）

◉胸廓

骨名		部位名	特征
肋骨	一般肋骨	肋硬骨	与脊柱相连的骨部（狭义上的肋骨）
		肋软骨	抵至胸骨的肋骨的软骨部分
		真肋	与胸骨相连的肋骨，即第一至第七肋
		假肋	指第八至第十二肋。第十一至第十二肋又叫浮肋
		肋头	与胸骨的肋窝构成肋头关节（半关节）
		肋颈	指肋头外部变细的部分
		肋结节	位于第一至第十肋颈外部的隆起。与胸椎的横突肋窝相关节（半关节）
		肋体	位于外部隆起的较长部分。在上、下肋骨间有内、外肋间肌附着
		肋沟	位于肋体内面下端的沟。肋间神经、肋间动脉和静脉由此通过
	第一肋	前斜角肌结节	部分前斜角肌的止点
		锁骨下动脉沟	位于前斜角肌结节后面的沟。有锁骨下动脉通过
		锁骨下静脉沟	位于前斜角肌结节前面的浅沟。有锁骨下静脉通过
		上面	锁骨下肌的起点
	第二肋	前锯肌粗隆	前锯肌的起点
胸骨		锁切迹	与锁骨的胸骨端构成胸锁关节（鞍状关节）
		颈切迹	指上缘正中部下凹的部分。人体体表可扪及
		第一、第二肋切迹	位于侧面，构成第一至第二肋关节的凹形口
		胸骨角	既是胸骨柄和胸骨体的分界线，也是二者的结合部位。这个高度的假想平面叫作胸骨角平面，后方相当于第四、五胸椎平面
		胸骨体	前面是胸大肌的起点。后面是胸横肌的止点
		第三至第七肋切迹	构成第三至第七肋软骨关节的凹形口
		剑突	后面是横膈膜胸骨部的起点

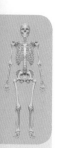
◉头部的骨

骨名		部位名	特征
颅盖	外面	冠状缝	额骨和左右顶骨之间的缝
		矢状缝	左右顶骨之间的缝
		顶孔	位于顶骨，有顶导出静脉通过
		人字缝	左右顶骨和枕骨之间的缝
		眉弓	额骨眶上方的隆凸部位。男性的眉弓更加明显
		眉间	指额骨左右眉弓之间的部分
		额结节	额骨左右的骨化点
		顶结节	顶骨的骨化点
		颞上线	位于顶骨。颞筋膜附着于此
		颞下线	位于顶骨。颞肌起于该线后端
		颞面	位于颞骨外面。颞肌起于颞线下方
	内面	指压迹	位于顶骨。与大脑皮质的褶皱隆起（脑回）相接
		动脉沟	位于顶骨。是容纳穿行在硬膜内的动脉的沟
		静脉沟	位于顶骨。是容纳穿行在硬膜内的静脉的沟
		蛛网膜粒小凹	位于顶骨。与蛛网膜粒相接的小凹
		上矢状窦沟	位于顶骨，是容纳上矢状窦的沟。上矢状窦依次与额骨、顶骨、枕骨相接
		横窦沟	位于枕骨，是容纳横窦的沟
		乙状窦沟	位于枕骨，是容纳乙状窦的沟
		岩上窦沟	位于颞骨岩部上部，与岩上窦相接的沟
颅底内面	颅前窝	整体像	位于蝶骨小翼后缘前方。由额骨眶部、筛骨筛板、蝶骨体前部和小翼组成。大脑额叶附着于此
		鸡冠	位于筛骨筛板前上方的突起。大脑镰附着于此
		筛骨筛板	分隔鼻腔、脑颅、眶的骨板。有很多小孔
		前床突	蝶骨小翼的突起。从视神经管后外侧向后内侧延伸

第1章
骨学基础知识

第2章
脊柱的骨

第3章
下肢的骨

第4章
颅干的骨

第5章
头部的骨

附录

骨名	部位名	特征
颅底内面 颅中窝	整体像	位于蝶骨鞍背和颞骨岩部前方。由蝶骨体、大翼和颞骨鳞部、岩部内前面组成。有大脑颞叶附着
	蝶鞍	位于蝶骨体上面。从鞍结节到鞍背之间的凹陷
	垂体窝	位于蝶骨体上面。蝶鞍中央部的凹陷。容纳脑垂体
	鞍结节	位于蝶骨体上面。垂体窝前的小隆起
	前床突	位于蝶骨体上面。鞍结节两端的隆起（往往缺如）
	鞍背	位于蝶骨体上面。垂体窝后面的突出部位
	后床突	位于蝶骨体上面。鞍背两端的突出部分，有小脑幕附着
	视神经管	位于蝶骨小翼。与眶相通，视神经和眼动脉由此通过
	眶上裂	位于蝶骨大翼。与眶相通，动眼神经、滑车神经、眼神经、外展神经、眼上静脉由此通过
	圆孔	位于蝶骨大翼。与翼腭窝相通的水平短管。有上颌神经通过
	卵圆孔	位于圆孔外侧的大孔。与颅底外面相通，有下颌神经通过
	棘孔	位于蝶骨大翼。是与颅底外面相通的小孔。脑膜中动脉和下颌神经硬膜支由此通过
	颈动脉管	通过颞骨岩部下面的内部，从颅腔出来。有颈内动脉通过
	破裂孔	被颞骨岩部尖端、蝶骨、枕骨底部包围的裂孔。岩大小神经、耳管、鼓膜张肌由此通过
颅后窝	整体像	由颞骨岩部内后面以及枕骨组成，是最大的凹陷
	［枕骨］大孔	位于枕骨的大椭圆形骨。延髓、椎动脉和静脉、脊髓动脉和静脉、副神经等由此通过
	斜坡	从蝶骨鞍背向下延续的倾斜部分，有脑桥和延髓附着
	岩下窦沟	容纳岩下窦的沟
	髁管	位于枕骨外侧部下面。位于髁窝，有髁导静脉通过
	舌下神经管	位于枕骨外侧部下面。有舌下神经通过
	颈静脉孔	位于枕骨外侧部下面。舌咽神经、迷走神经、副神经通过前内侧方，颈内静脉通过后外侧方
	内耳门	面神经、前庭蜗神经、迷路动脉和静脉均由此通过
	前庭水管外口	外口与内耳前庭相通，容纳内淋巴管

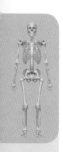
骨名		部位名	特征
颅底内面	颅后窝	十字隆起	位于枕骨面向颅腔部位的大隆起
		枕内隆凸	十字隆起的交叉部。有大脑镰、小脑幕、小脑镰附着
		枕内嵴	从枕内隆凸向下方延伸。小脑镰由此经过
颅底外面	后部	整体像	大孔的外侧方及后方。枕骨顶平面、乳突的下面
		枕外隆凸	斜方肌、项韧带的起点
		枕外嵴	项韧带附着于此
		最上项线	斜方肌、帽状腱膜附着于此
		上项线	斜方肌的起点。头夹肌的止点
		项平面	头夹肌、头半棘肌、上头斜肌等的止点
		下项线	头后直大肌、头后直小肌上头斜肌的止点
		枕髁	与寰椎上关节凹构成寰枕关节
		髁窝	有髁导静脉通过的髁管（外口）
		舌下神经管	舌下神经、静脉丛由此通过
		乳突	胸锁乳突肌、头夹肌、头最长肌的止点
		枕动脉沟	枕动脉由此通过
	中部	整体像	从大孔前缘至翼突后方的部分
		咽结节	位于枕骨。咽缝的附着点。两侧粗隆是头长肌、头前直肌的止点
		乳突小管	位于颞骨。有迷走神经耳支通过
		蜗水管	位于颞骨外口。容纳外淋巴管
		颈动脉管	位于颞骨外口。有颈内动脉、颈内动脉神经丛通过
		颈鼓小管	在颈动脉管后壁有2~3个小口。进入鼓室，有颈鼓动脉通过
		岩小窝	位于颞骨。容纳舌咽神经的下神经节
		鼓室小管	位于颞骨外口，有鼓室神经、鼓室下动脉通过

骨名	部位名	特征
颅底外面 中部	茎突	茎突下颌韧带、茎突舌骨韧带、茎突舌肌、茎突咽肌的起点
	茎乳突孔	面神经的出口
	外耳门	延伸至鼓膜的外耳道的入口
	下颌窝	在下颌窝和下颌骨的下颌头之间形成颞下颌关节
	关节结节	下颌窝前方的凸起。构成颞下颌关节的关节窝
	鼓室乳突裂	位于鼓室部的后方，是和乳突部之间的裂缝
	岩部鳞裂	岩部和鳞部之间的裂缝
	岩部鼓室裂	鼓室前动脉、鼓索神经由此通过
	破裂孔	由颞骨岩部尖、蝶骨体和大翼、枕骨头部围成的不规则小孔。有岩大神经、颈内动脉通过
	颈动脉管内口	朝岩部前端的开口
	翼突管	翼突管动脉和静脉、翼突管神经由此通过
	耳管沟	位于蝶骨大翼。耳管软骨部的附着处
	肌咽鼓管	肌咽鼓管中隔把肌咽鼓管分为上、下两部分，上部为鼓膜张肌半管，下部为咽鼓管半管
	卵圆孔	下颌神经（V3）、静脉丛由此通过
	棘孔	脑膜中动脉和静脉、下颌神经硬膜支、硬膜神经丛由此通过
	蝶骨棘	有蝶下颌韧带附着。腭帆张肌的起点
	颞下嵴	蝶骨大翼颞面与下部的分界线。外侧翼突肌的起点
	翼突外侧板	从蝶骨体、大翼向下方突起的外侧板。翼外肌的起点
	翼突内侧板	从蝶骨体向下方突起的内侧板
	翼突钩	位于翼突内侧板的下端。腭帆张肌的肌腱由此通过
	翼突窝	位于翼突外侧板和内侧板之间。翼内肌的起点
	舟状窝	位于翼突上内侧方的浅凹。腭帆张肌的起点
	腭鞘突管	蝶腭动脉支、翼腭神经节支的外侧上后鼻支由此通过
	犁鞘突管	蝶腭动脉支、翼腭神经节支的外侧上后鼻支由此通过

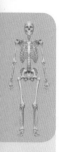
骨名		部位名	特征
颅底外面	前部	整体像	由上牙弓围成的骨腭。止于鼻后孔、翼突
		腭正中缝	由左右上颌骨腭突结合而形成的缝
		腭横缝	上颌骨腭突与腭骨水平板之间的缝
		切牙缝	切齿和犬齿之间遗留的缝
		切牙骨	自产生时就存在于切齿部的独立骨
		切牙孔	鼻腭动脉的吻合支、鼻腭神经由此通过
		腭大孔	腭大管的出口。腭大动脉和静脉、腭大神经由此通过
		腭小孔	腭小动脉和静脉、腭小神经由此通过
颞下窝		上壁	由蝶骨大翼的颞下面和部分颞骨鳞部组成
		内侧壁	由蝶骨翼突外侧板组成
		前壁	由上颌骨后面的颞下面组成
		外侧壁	由颧弓、下颌骨组成
翼腭窝		上壁	由蝶骨体下面组成
		内侧壁	由腭骨垂直板组成
		前壁	由上颌骨体后缘、部分腭骨眶突组成
		后壁	位于蝶骨翼突前面
		外侧	外侧与颞下窝相通
		蝶腭孔	与鼻腔相通，蝶腭动脉和静脉、上后鼻神经由此通过
		眶下裂	与眶相通，眶下动脉和静脉、颧骨神经、眶下神经、翼腭神经节的眶支均由此通过
		圆孔	与颅中窝相通，有上颌神经通过
眶	眶口	整体像	眶的入口部。由额骨、上颌骨、颧骨组成
	眶尖	整体像	眶的最内部
		视神经管	视神经、眼动脉由此通过
	上壁	整体像	由额骨眶面和蝶骨小翼组成

骨名	部位名	特征
眶	眶上缘	
	额切迹（裂）	额动脉和静脉、眶上神经外侧支由此通过
	眶上切迹（裂）	眶上动脉和静脉以及神经由此通过
	泪腺窝	包裹泪腺
	滑车窝	上斜肌滑车附着的小凹陷
	滑车棘	滑车窝处少见的小刺
	内侧壁	
	整体像	由筛骨眶板、上颌骨额突、泪骨、蝶骨体外侧面组成
	筛前孔	接于鼻腔，筛前动静脉、筛前神经均由此通过
	筛后孔	接于筛窦，筛后动静脉、筛后神经均由此通过
	泪囊窝	包裹泪囊、鼻泪管
	鼻泪管	将泪水引流到下鼻道
	下壁	
	整体像	由上颌骨体眶面、颧骨眶面、腭骨眶突组成
	眶下裂	与颞下窝和翼腭窝相连。眶下动脉和静脉及神经、眼下静脉、颧骨神经均由此通过
	眶下孔	眶下动脉和静脉及神经由此通过
	外侧壁	
	整体像	由蝶骨大翼眶面、部分颧骨眶面组成
	眶上裂	位于大翼和小翼之间，与颅中窝相通。眼上静脉、动眼神经、滑车神经、眼神经、外展神经等均由此通过
	颧骨孔	有颧面神经通过
鼻腔	外侧壁	
	梨状孔	由鼻骨、上颌骨鼻切迹围成的西洋梨形的前鼻口
	鼻后孔	通向鼻咽的开口部位。由犁骨翼、腭骨蝶突和水平板、蝶骨翼突内侧板和鞘状突组成
	骨鼻中隔	由筛骨正中板、犁骨组成，将鼻腔分为左右鼻腔。前方有鼻中隔软骨附着
	整体像	由筛骨、下鼻甲、上颌骨额突、泪骨、腭骨垂直板、翼突内侧板组成
	上鼻甲	筛骨内侧壁上部的突出部分
	中鼻甲	筛骨内侧壁中部的突出部分
	下鼻甲	附着于鼻腔外侧壁的独立骨，向内下方突出

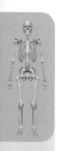
骨名	部位名	特征
鼻腔 / 外侧壁	最上鼻甲	把上鼻甲后部分为上、下两部分时的表达方式，是上部的分岔部位
	上鼻道	筛后窦的开口
	中鼻道	筛前窦、筛中窦、上颌窦、额窦的开口
	下鼻道	鼻泪管的开口
	总鼻道	形成于上、中、下鼻甲与鼻中隔之间的宽阔空隙
上壁	整体像	主要由筛骨筛板组成，其余部分由鼻骨、额骨、蝶骨体组成
	筛板孔	与颅前窝相通，嗅神经于此通过
	筛前孔	与眶相通，筛前动脉和静脉、筛前神经由此通过
	蝶筛隐窝	蝶窦的开口
下壁	整体像	由上颌骨腭突和部分腭骨水平板组成
	鼻嵴	左右上颌骨结合部的凸起
	鼻前棘	鼻嵴前端的突出部位。有软骨性鼻中隔附着
	鼻后棘	左右腭骨的结合部位，向后方突出
	切牙管	切牙管左右两侧在骨中合并，在下方形成一根管。鼻腭动脉和静脉以及鼻腭神经由此通过
	切牙孔	在鼻腔底前部的左右两侧各有一个小孔
面部 / 颧骨	颧部	颧大小肌的起点
	颧弓	由颞骨颧突和颧骨颞突组成。颧大肌、咬肌的起点
	颧面孔	颧骨外侧方的小孔。颧骨神经在骨中分为两部分，颧面神经由此经过

骨名		部位名	特征
面部	上颌骨	眶下孔	眶下动脉和静脉、眶下神经由此通过
		犬牙窝	眶下孔下方的小凹。口角提肌的起点
	下颌骨	下颌底	位于下颌骨底缘
		颏孔	颏神经（三叉神经第三支的终末支）、颏动脉和静脉由此通过
		颏隆凸	位于下颌骨正中部前方的隆起，为人类所特有
		颏棘	颏内面的突起、颏舌肌、颏舌骨肌的起点
		二腹肌窝	二腹肌前腹的起点
		下颌支	朝向下颌骨上方的突出。后方构成关节突，前方构成冠突
		└ 关节突	与颞骨下颌窝构成颞下颌关节
		└ 冠突	位于下颌支上端前方的突起。颞肌的止点
		下颌角	下颌底与下颌支后缘所成的角
		咬肌粗隆	下颌角前上部外面的粗面。咬肌的止点

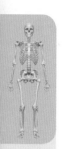
关节可动域的表示及测定

关节可动域表示关节的活动范围。本章涉及一些表示运动方向的专业术语，如"屈曲、伸展"等，较难理解，因此补充了一些日常表达，同时采用表格的形式，结合参考图和图解说明，力求简洁明了通俗易懂。

上肢

部位名	运动方向		参考可动域角度	基准轴和变量轴	参考图
	专业术语	常用表达			
肩胛带 shoulder girdle	屈曲 flexion	向前活动肩头	20°	**基准轴** 两侧肩峰的连线 **变量轴** 头顶和肩峰的连线	屈曲 0° 伸展
	伸展 extension	向后活动肩头	20°		
	上抬 elevation	向上活动肩头 （耸肩）	20°	**基准轴** 两侧肩峰的连线 **变量轴** 肩峰和胸骨上缘的连线	上抬 0° 下沉 背面图示
	下沉 depression	向下活动肩头 （沉肩）	10°		

部位名	运动方向		参考可动域角度	基准轴和变量轴	参考图
	专业术语	常用表达			
肩 shoulder （包含肩胛带的运动）	屈曲 （前方上举） flexion （forward elevation）	向前举臂	180°	**基准轴** 通过肩峰且垂直于地面的线（站姿或坐姿） **变量轴** 肱骨	 前臂紧贴躯干，保持固定。注意脊柱不要前后弯曲
	伸展 （后方上举） extension （backward elevation）	向后举臂	50°		
	外展 （侧方上举） abduction（lateral elevation）	横向举臂	180°	**基准轴** 通过肩峰且垂直于地面的线（站姿或坐姿） **变量轴** 肱骨	 为了避免躯干侧屈，原则是使前臂外旋90°以上
	内收 adduction	（横向举着的臂）向身体靠近，夹紧腋下	0°		
	旋外 external rotation	（从肘到指尖）前臂水平向外伸展	60°	**基准轴** 通过肘且垂直于额状面的线 **变量轴** 尺骨	 上臂紧贴躯干手肘弯曲使前臂与躯干垂直
	旋内 internal rotation	（从肘到指尖）前臂水平向内伸展	80°		

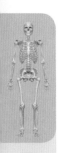
部位名	运动方向		参考可动域角度	基准轴和变量轴	参考图
	专业术语	常用表达			
肩 shoulder（包含肩胛带的运动）	水平屈曲（水平内收）horizontal flexion（horizontal adduction）	使水平侧举的手臂向前运动	135°	基准轴 通过肩峰且垂直于矢状面的线 变量轴 肱骨	0° 水平伸展 水平屈曲 肩关节 90° 外展
	水平伸展（水平外展）horizontal extension（horizontal abduction）	使水平侧举的手臂向后运动	30°		
肘 elbow	屈曲 flexion	手肘弯曲	145°	基准轴 肱骨 变量轴 桡骨	屈曲 伸展 0° 前臂外旋
	伸展 extension	手肘伸展	5°		
前臂 forearm	内旋 pronation	手掌朝下	90°	基准轴 肱骨 变量轴 手指伸直手掌面	0° 外旋 内旋 为了避免肩部旋转，屈肘 90°
	外旋 supination	手掌朝上	90°		
腕 wrist	屈曲（掌屈）flexion（palmarflexion）	手向手掌侧弯曲	90°	基准轴 桡骨 变量轴 第二掌骨	伸展 屈曲 0°
	伸展（背屈）extension（dorsiflexion）	反弓手向手背侧弯曲	70°		

部位名	运动方向		参考可动域角度	基准轴和变量轴	参考图
	专业术语	常用表达			
腕 wrist	桡屈 radial deviation	手向拇指侧弯曲	25°	基准轴 前臂的中央线 变量轴 第三掌骨	 前臂内旋
	尺屈 ulnar deviation	手向小指侧弯曲	55°		
拇指 thumb	桡侧外展 radial abduction	拇指远离食指	60°	基准轴 食指（桡骨的延长线上） 变量轴 拇指	 该运动发生在手掌平面上 * 以下所说的手指运动，原则是以手指背侧为参考
	尺侧内收 ulnar adduction	拇指靠近食指	0°		
	掌侧外展 palmar abduction	拇指远离手掌	90°		 该运动发生在与手掌面垂直的平面上
	掌侧内收 palmar adduction	拇指靠近手掌	0°		

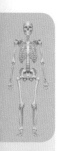

部位名	运动方向		参考可动域角度	基准轴和变量轴	参考图
	专业术语	常用表达			
拇指 thumb	屈曲（MCP） flexion	拇指根部弯曲	60°	**基准轴** 第一掌骨 **变量轴** 第一近节指骨	
	伸展（MCP） extension	拇指根部伸展	10°		
	屈曲（IP） flexion	拇指的第一关节弯曲	80°	**基准轴** 第一近节指骨 **变量轴** 第一远节指骨	
	伸展（IP） extension	拇指的第一关节伸展	10°		
（其余）手指 fingers	屈曲（MCP） flexion	（四指的）指根弯曲	90°	**基准轴** 第二至第五掌骨 **变量轴** 第二至第五近节指骨	
	伸展（MCP） extension	（四指的）指根伸展	45°		

部位名	运动方向		参考可动域角度	基准轴和变量轴	参考图
	专业术语	常用表达			
（其余）手指 fingers	屈曲（PIP） flexion	（四指的）第二关节弯曲	100°	**基准轴** 第二至第五近节指骨 **变量轴** 第二至第五中节指骨	0° 伸展 屈曲
	伸展（PIP） extension	（四指的）第二关节伸展	0°		
	屈曲（DIP） flexion	（四指的）第一关节弯曲	80°	**基准轴** 第二至第五中节指骨 **变量轴** 第二至第五远节指骨	0° 伸展 屈曲 DIP 可进行 10° 的过度伸展
	伸展（DIP） extension	（四指的）第一关节伸展	0°		
	外展 abduction	张开手指		**基准轴** 第三掌骨延长线 **变量轴** 第二、第四、第五指轴	0° 外展 内收 中指的运动为桡侧外展、尺侧外展
	内收 adduction	并拢手指			

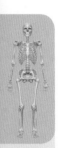

下肢

部位名	运动方向		参考可动域角度	基准轴和变量轴	参考图
	专业术语	常用表达			
髋 hip	屈曲 flexion	大腿根部弯曲，高抬腿	125°	**基准轴** 垂直线 （身体纵轴） **变量轴** 股骨（连接大转子和股骨外髁中心的线）	屈曲 0° 伸展 0° 为固定骨盆和脊柱，做屈曲运动时，仰卧膝盖弯曲；做伸展运动时，俯卧膝盖伸直
	伸展 extension	大腿根部伸展，（俯卧）抬腿	15°		
	外展 abduction	两脚开立	45°	**基准轴** 垂直于髂前上棘连线的线 **变量轴** 大腿中央线（连接髂前上棘到髌骨中心的线）	0° 外展　内收 为避免下肢外旋仰卧以固定骨盆内收时，屈对侧下肢，以留出内收空间
	内收 adduction	两脚并拢	20°		
	旋外 external rotation	（端坐姿势）大腿向外运动。足向内侧运动	45°	**基准轴** 从髌骨向下方延伸的垂直线 **变量轴** 小腿中央线（连接髌骨中心与足关节内外踝连线中央的线）	旋内 0° 旋外 为减少骨盆代偿运动，仰卧，髋关节和膝关节屈曲90°
	旋内 internal rotation	（端坐姿势）大腿向内运动。足向外侧运动	45°		

部位名	运动方向		参考可动域角度	基准轴和变量轴	参考图
	专业术语	常用表达			
膝 knee	屈曲 flexion	膝盖弯曲	130°	基准轴 股骨 变量轴 腓骨（腓骨头和外踝的连线）	伸展 0° 屈曲 屈曲时髋关节屈曲
	伸展 extension	膝盖伸直	0°		
踝 ankle	屈曲（跖屈） flexion （plantar flexion）	下压脚尖	45°	基准轴 与腓骨垂直的线 变量轴 第五跖骨	伸展（背屈） 0° 屈曲（跖屈） 膝关节屈曲
	伸展（背屈） extension （dorsiflexion）	上抬脚尖	20°		
足 foot	外翻 eversion	（踇趾侧贴在地面上）小趾侧离开地面	20°	基准轴 与小腿轴垂直的线 变量轴 足底面	外翻 内翻 0° 膝关节屈曲
	内翻 inversion	（小趾侧贴在地面）踇趾侧离开地面	30°		

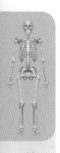

部位名	运动方向		参考可动域角度	基准轴和变量轴	参考图
	专业术语	常用表达			
足 foot	外展 abduction	脚尖向外	10°	**基准轴** 第一、第二跖骨之间的中央线 **变量轴** 同基准轴	
	内收 adduction	脚尖向内	20°		
蹈趾 great toe	屈曲（MTP） flexion （跖屈）	蹈趾的根部弯曲	35°	**基准轴** 第一跖骨 **变量轴** 第一近节趾骨	
	伸展（MTP） extension （背屈）	蹈趾的根部伸展	60°		
	屈曲（IP） flexion （跖屈）	蹈趾的第一关节弯曲	60°	**基准轴** 第一近节趾骨 **变量轴** 第一远节趾骨	
	伸展（IP） extension （背屈）	蹈趾的第一关节伸展	0°		

部位名	运动方向		参考可动域角度	基准轴和变量轴	参考图
	专业术语	常用表达			
（其余）足趾 toes	屈曲（MTP）flexion（跖屈）	四趾的根部弯曲	35°	**基准轴** 第二至第五跖骨 **变量轴** 第二至第五近节趾骨	
	伸展（MTP）extension（背屈）	四趾的根部伸展	40°		
	屈曲（PIP）flexion（跖屈）	四趾的第二关节弯曲	35°	**基准轴** 第二至第五近节趾骨 **变量轴** 第二至第五中节趾骨	
	伸展（PIP）extension（背屈）	四趾的第二关节伸展	0°		
	屈曲（DIP）flexion（跖屈）	四趾的第一关节弯曲	50°	**基准轴** 第二至第五中节趾骨 **变量轴** 第二至第五远节趾骨	
	伸展（DIP）extension（背屈）	四趾的第一关节伸展	0°		

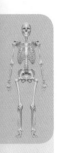
躯干

部位名	运动方向		参考可动域角度	基准轴和变量轴	参考图
	专业术语	常用表达			
颈部 cervical spines	屈曲（前屈）flexion	向下低头	60°	**基准轴** 通过肩峰且垂直于地面的线 **变量轴** 连接外耳门和头顶的线	0° 屈曲 伸展 该运动发生于矢状面，原则上以坐姿进行
	伸展（后屈）extension	向上仰头	50°		
	旋转 rotation	左旋 向左转头	60°	**基准轴** 垂直于两侧肩峰连线的线 **变量轴** 鼻梁和枕结节的连线	左旋 0° 右旋 该运动以坐姿进行
		右旋 向右转头	60°		
	侧屈 lateral bending	左屈 向左歪头	50°	**基准轴** 第七颈椎棘突和第一骶椎棘突的连线 **变量轴** 头顶和第七颈椎棘突的连线	左屈 0° 右屈 该动作发生于冠状面，以坐姿进行
		右屈 向右歪头	50°		

部位名	运动方向		参考可动域角度	基准轴和变量轴	参考图
	专业术语	常用表达			
胸腰部 thoracic and lumbar spines	屈曲（前屈） flexion	向前弯曲身体	45°	**基准轴** 骶骨后面 **变量轴** 第一胸椎棘突和第五腰椎棘突的连线	伸展 0° 屈曲 该动作发生于矢状面。可以站姿、坐姿和侧卧姿势进行。注意固定髋关节
	伸展（后屈） extension	向后弯曲身体	30°		
	旋转 rotation	左旋 向左扭转身体	40°	**基准轴** 两侧髂后上棘的连线 **变量轴** 两侧肩峰的连线	右旋 左旋 0° 采取坐姿以固定骨盆
		右旋 向右扭转身体	40°		
	侧屈 lateral bending	左屈 向左倾斜身体	50°	**基准轴** 垂直于雅各比（Jacoby）线（两髂嵴最高点连线）中点的线。 **变量轴** 第一胸椎棘突和第五腰椎棘突的连线	0° 左屈 右屈 该动作发生于冠状面，坐姿和站姿均可
		右屈 向右倾斜身体	50°		

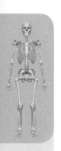

其他

部位名	运动方向		参考可动域角度	基准轴和变量轴	参考图
	专业术语	常用表达			
肩 shoulder （包含肩胛带的运动）	旋外 external rotation	（从肘到指尖）前臂向上抬	90°	**基准轴** 通过肘且垂直于额状面的线 **变量轴** 尺骨	旋外 0° 旋内 进行该动作时，前臂处于中间位置。肩关节外展90°，且肘关节处于90°屈曲的位置
	旋内 internal rotation	（从肘到指尖）前臂向下放	70°		
	内收 adduction	手臂向对侧运动	75°	**基准轴** 通过肩峰且垂直于地面的线 **变量轴** 肱骨	0° 内收 该动作发生于肩关节屈曲20°或45°的位置，以站姿进行
拇指 thumb	对指 opposition	拇指和小指尖（或指肚）合在一起			以拇指前端和小指基部（或前端）之间的距离来衡量拇指对指程度
手指 fingers	外展 abduction			**基准轴** 第三掌骨延长线 **变量轴** 第二、第四、第五指轴	以中指远端和第二、第四、第五指远端之间的距离（厘米）来衡量手指的外展和内收的程度
	内收 adduction				

部位名	运动方向		参考可动域角度	基准轴和变量轴	参考图
	专业术语	常用表达			
手指 fingers	屈曲 flexion （整个手指，包括掌指关节和第一、二指关节屈曲）	手指弯曲		以指尖和近侧手掌皮线（proximal palmar crease）或远侧手掌皮线（distal palmar crease）之间的距离（厘米）来衡量手指屈曲程度	
胸腰部 thoracic and lumbar spines	屈曲 flexion （整个脊柱胸腰部）	身体前屈		以指尖与地面之间的距离（厘米）来衡量最大屈曲度	
颞下颌关节 temporo-mandibular joint	开口时，上齿和下齿（正中）之间的距离（厘米）表示颞下颌关节的活动度。以上颌正中线为基准，下齿列左右运动的距离（厘米）表示颞下颌关节的侧方活动度				

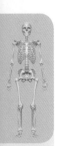

骨、关节和韧带的中英文索引

中文名称以粗体字呈现的术语具有代表性，其详细的图解和说明请参见以粗体字呈现的页码。

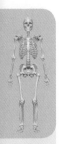

骨、关节和韧带的中英文索引

coronoid fossa	冠突窝	44
coronoid process	冠突	118
coronoid process	冠突	46
costae arcuariae affixae	附着弓肋	84
costal angle	肋角	85
costal arch	肋弓	82
costal cartilage	肋软骨	82·84
costal facet	肋凹	90
costal groove	肋沟	85
costal process	肋突	91
costoclavicular ligament	肋锁韧带	26
crest of greater tubercle	大结节嵴	44
crest of head of rib	肋头嵴	85
crest of lesser tubercle	小结节嵴	44
crest of neck of rib	肋颈嵴	85
cribriform plate	筛板	104·116
crista galli	鸡冠	104·113·116
cruciform ligament of atlas	寰椎十字韧带	34
cubital joint	**肘关节**	**28**
cuboid bone	骰骨	72
cuboidal articular surface	骰骨关节面	73
cuneiform	楔骨	72
deltoid tuberosity	三角肌粗隆	44
dens	齿突	89
dental alveoli	牙槽	111
digastric fossa	二腹肌窝	119
distal phalan [of foot]	远节趾骨	75
distal phalan [of hand]	远节指骨	53
dorsum sellae	鞍背	109
ellipsoid joint	椭圆关节	24·25
eminentia cruciformis	十字隆起	103
ethmoid bone	**筛骨**	97·**104**
ethmoidal crest	筛嵴	120
ethmoidal labyrinth	筛骨迷路	105
ethmoidal process	筛突	116
ethmoidal sulcus	筛沟	112
extension	伸展	22

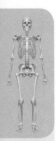

glenohumeral joint	肩关节	**27**
glenohumeral ligament	盂肱韧带	27
glenoid labrum	关节唇	27
gluteal surface	臀面	61
gluteal tuberosity	臀肌粗隆	67
gomphosis	嵌合	20・21
granular foveolae	蛛网膜粒小凹	101・127
greater cornu	大角	117
greater palatine foramen	腭大孔	121
greater palatine sulcus	腭大沟	121
greater pelvis	大骨盆	64
greater sciatic notch	坐骨大切迹	62
greater trochanter	大转子	31・66
greater tubercle	大结节	44
greater wing	大翼	108
groove for radial nerve	桡神经沟	45
groove for subclavian artery	锁骨下动脉沟	85
groove for subclavian vein	锁骨下静脉沟	85
groove for ulnar nerve	尺神经沟	45
groove for vertebral artery	椎骨动脉沟	**88**
hamate	钩骨	30・50
Haversian canal	哈弗氏管	13
Haversian lamellae	哈弗氏板	13
head of femur	股骨头	66
head of fibula	腓骨头	70
head of humerus	肱骨头	44
head of mandible	下颌头	36・119
head of radius	桡骨头	48
head of rib	肋头	85
head of talus	距骨头	73
head of ulna	尺骨头	47
hiatus maxillaris	上颌窦裂孔	111・112・115・120
highest nuchal line	最上项线	102
hinge joint	屈戌关节	24・25
hip bone	**髋骨**	56・57・**58・59**
hip joint（coxa）	髋关节	31・56
hook of hamate	钩骨钩	51

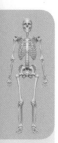

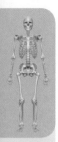

骨、关节和韧带的中英文索引

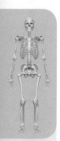

posterior atlanto-occipital membrane	寰枕后膜	34
posterior cranial fossa	颅后窝	129
posterior cruciate ligament	后交叉韧带	32
posterior ethmoidal foramen	筛后孔	124
posterior gluteal line	臀后线	61
posterior inferior iliac spine	髂后下棘	60
posterior longitudinal ligament	后纵韧带	34·35
posterior nasal spine	鼻后棘	120·121
posterior sacral foramina	骶后孔	93
posterior superior iliac spine	髂后上棘	60
posterior talofibular ligament	距腓后韧带	33
posterior tibiofibular ligament	胫腓后韧带	33
posterior tubercle	后结节	87·88
promontory	岬	92
proximal phalanx	近节指骨	53·75
pterygoid fossa	翼窝	109
pterygoid process	翼突	36·108
pterygoid tuberosity	翼肌粗隆	119
pubic tubercle	耻骨结节	63
pubis	**耻骨**	57~60·62·**63**
pubofemoral ligament	耻股韧带	31
pyramidal process	锥突	120
quadrate ligament	方形韧带	29
radial carpal collateral ligament	腕桡侧副韧带	30
radial collateral ligament	桡侧副韧带	28
radial fossa	桡骨窝	44
radial notch	桡切迹	46
radiocarpal joint	桡腕关节	30
radius	**桡骨**	28~30·38·39·47·**48·49**
ramus of ischium	坐骨支	62
ramus of mandible	下颌支	36·118
ramus of pubis	耻骨支	63
range of motion test (ROM-T)	**关节可动域测定**	22·**152**
red bone marrow	红骨髓	10·12
ribs	肋骨	79·82·84·85
sacral canal	骶管	93
sacral hiatus	骶管裂孔	93

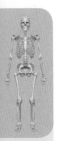

骨、关节和韧带的中英文索引

附录

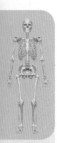

主要参考文献

竹内修二著／『好きになる解剖学』　講談社　（2003）

竹内修二著／『好きになる解剖学 Part2』　講談社　（2005）

竹内修二著／『好きになる解剖学ミニノート』　講談社　（2009）

竹内修二著／『解剖トレーニングノート』　医学教育出版社　（2009）

金子丑之介原著／『日本人体解剖学（上巻）』　南山堂　（2000）

日本解剖学会監修／『解剖学用語』医学書院　（2007）

W.Kahle（他）著　越智淳三訳／『解剖学アトラス』　文光堂　（1990）

F.H.Netter著　相磯貞和訳／『ネッター解剖学アトラス』　エルゼビア・ジャパン／南江堂　（2007）

河合良訓監修　原島広至著／『骨単』　エヌ・ティー・エス　（2004）

森於菟（他）著／『分担 解剖学1（総説・骨学・靭帯学・筋学）』　金原出版　（1982）

加藤征監修／『新解剖学』　日本医事新報社　（2007）

越智隆弘総編集／『最新整形外科学大系12　胸腰椎・腰椎・仙椎』　中山書店　（2006）

越智隆弘総編集／『最新整形外科学大系15A　手関節、手指Ⅰ』　中山書店　（2007）

河端正也著／『腰痛テキスト―正しい理解と予防のために』　南江堂　（1989）

鳥巣岳彦、国分正一総編集／『標準整形外科学』　医学書院　（2005）

田崎義昭、斎藤佳雄著／『ベッドサイドの神経の診かた』　南山堂　（2004）

J.Castaing（他）著　井原秀俊（他）訳／
『図解 関節・運動器の機能解剖(上巻―上肢・脊柱編)　協同医書出版社　（1986）

J.Castaing（他）著　井原秀俊（他）訳／
『図解 関節・運動器の機能解剖(下巻―下肢編)』　協同医書出版社　（1986）

中村隆一（他）著／『基礎運動学』　医歯薬出版　（2003）

大谷清著／『リハビリテーション整形外科学』　医学書院　（1997）

R.Cailliet著　荻島秀男訳／『腰痛症』　医歯薬出版　（1996）

I.A.kapandji著　荻島秀男監訳　嶋田智明訳／
『カパンディ　関節の生理学Ⅰ　上肢』　医歯薬出版　（1986）

I.A.kapandji著　荻島秀男監訳　嶋田智明訳／
『カパンディ　関節の生理学Ⅱ　下肢』　医歯薬出版　（1988）

I.A.kapandji著　荻島秀男監訳　嶋田智明訳／
『カパンディ　関節の生理学Ⅲ　体幹・脊柱』　医歯薬出版　（1986）

J.W.Rohen（他）著／『解剖学カラーアトラス』　医学書院　（2007）

上羽康夫著／『手―その機能と解剖』　金芳堂　（2006）

柴崎晋監訳／『カラーアトラス組織学』　西村書店　（1988）

R.L.Drake（他）著　塩田浩平訳／『グレイ解剖学』　エルゼビア・ジャパン　（2007）

C.C.Norkin、D.J.White著　木村哲彦監訳／
『関節可動域測定法―可動域測定の手引き』協同医書出版社　（2002）

作者简介

● 主编

竹内修二

　　1947年，竹内修二出生于日本东京。他毕业于东邦大学理学部生物学专业，现任常叶大学教授和康复学部主任。他还拥有30年以上的东京慈惠会医科大学解剖学教学经验，负责人体解剖学的讲解和实习带教。他不仅负责临床医学生的课程，还负责护理专业、理疗专业、作业疗法学科、柔道恢复专业、针灸专业等医疗系学生的解剖学、解剖生理学课程。

　　著有《爱上解剖学》《爱上解剖学2》《解剖生理学》《解剖训练笔记》《家庭医学大全集》(部分执笔)及《图解人体构造和功能：趣味人体基础知识》等书。

● 著

松村天裕

　　1971年，松村天裕出生于日本埼玉县。他现在东京医疗福祉专科学校任东洋医疗学科代理学科长。1995年，他毕业于东京医疗福祉专科学校的针灸按摩专业(相当于现在的本科)。1997年，他毕业于东京医疗福祉专科学校的针灸按摩教师进修专业。2001年，他毕业于东京医疗福祉专科学校新川校舍(现东京医疗学院)的理疗专业。他是针灸按摩指压师、理疗专家、日本理疗专家会会员。

　　在取得理疗专家资格后，他在脑神经外科医院和探访护理站从事复健工作，与此同时自主经营针灸院，并受邀担任外聘讲师。2004年，他就职于东京医疗福祉专科学校。他现在也在自家针灸院和复健中心从事临床工作。

● CG 设计

3D 人体动画制作中心　佐藤真一

图书在版编目（CIP）数据

体育运动中的人体骨骼与关节彩色解剖图谱 /（日）
竹内修二主编；（日）松村天裕著；刘晓航译. -- 北京：
人民邮电出版社，2020.2（2022.9重印）
ISBN 978-7-115-51825-5

Ⅰ. ①体… Ⅱ. ①竹… ②松… ③刘… Ⅲ. ①骨骼—
人体解剖学—图谱②关节—人体解剖学—图谱 Ⅳ.
①R322.7-64

中国版本图书馆CIP数据核字(2019)第180162号

版权声明

原书执笔协助：森本善之 高崎正彦
原书插图：KIP工作室（第1章、第5章头部） 竹口睦郁（附录）
原书设计、排版：志岐设计事务所
原书编辑协助：帆风社

免责声明

本书内容旨在为大众提供有用的信息。所有材料（包括文本、图形和图像）仅供参考，不能替代医疗诊断、建议、治疗或来自专业人士的意见。所有读者在需要医疗或其他专业协助时，均应向专业的医疗保健机构或医生进行咨询。作者和出版商都已尽可能确保本书技术上的准确性以及合理性，并特别声明，不会承担由于使用本出版物中的材料而遭受的任何损伤所直接或间接产生的与个人或团体相关的一切责任、损失或风险。

内 容 提 要

骨是人体运动系统的重要组成部分，学习其结构和功能是全面地了解人体运动的基础。作者通过计算机软件设计、绘制的插图，向读者详细地介绍了骨和重要关节的解剖学名称、形态、特征和功能等。全书共分为5章。第1章概述了骨学基础知识，包括骨的分类、结构、发生、生长、部位名和关节的分类等。第2章到第5章分别详细地图解了上肢、下肢、躯干和头部的骨。最后的附录部分介绍了肌肉的起止点及特征、关节可动域的表示及测定等。本书将为物理治疗师、康复师、队医、急救员等相关从业者及相关专业学生提供学习帮助。

◆ 主　编　[日]竹内修二
　　著　　[日]松村天裕
　　译　　刘晓航
　　责任编辑　王若璇
　　责任印制　周昇亮

◆ 人民邮电出版社出版发行　　北京市丰台区成寿寺路 11 号
　　邮编 100164　电子邮件 315@ptpress.com.cn
　　网址 http://www.ptpress.com.cn
　　北京富诚彩色印刷有限公司印刷

◆ 开本：700×1000　1/16
　　印张：11.5　　　　　　　　　　2020 年 2 月第 1 版
　　字数：219 千字　　　　　　　　2022 年 9 月北京第 3 次印刷
　　著作权合同登记号　图字：01-2018-0939 号

定价：68.00 元
读者服务热线：(010)81055296　印装质量热线：(010)81055316
反盗版热线：(010)81055315
广告经营许可证：京东市监广登字 20170147 号